睡眠は1分で深くなる！

大郷卓也
「ねむり家」5代目店主・健康睡眠アドバイザー

自由国民社

はじめに

心と体のすべての問題は「睡眠の質」の向上で解決できる！自然治癒力をとり戻す「眠りの極意」を伝えたい

私が店主をつとめる寝具店「ねむり家」の店先には、いまや『眠りのお悩み相談室』と化しているスペースがあります。

もともと寝具販売の商談の場であった窓辺の一隅には、いつもお天道様の日差しが明るく差し込み、小春日和にはポカポカ、ほのぼのとするやさしい空気に包まれます。

ここでひとり帳面を繰っていると、ついウトウトしてしまうほど……かれこれ創業100年を数える布団屋にふさわしい空間といえるかもしれません。

寝具店の店主をつとめる傍らで「健康睡眠アドバイザー」として、全国で講演活動する私は、長年この窓辺の席で多くのお客様の眠りのお悩みに耳を傾けてきました。

「布団に入っても、なかなか寝付けない……」

「夜中に何度も目覚めてしまう」

というような一般的な睡眠障害の訴えに始まり、

「毎日ちゃんと8時間眠っているのに疲れがとれない。疲れがたまる一方で……」

「目覚めが悪く、起き抜けから体の節々が痛む」

という隠れ睡眠障害による問題など、眠りに関するお悩みは人それぞれです。

眠りの悩みを抱えている多くのお客様の訴えに耳を傾けているうちに気が付いたことなのですが、睡眠の問題を考えるときに、誰しも睡眠時間のことは思い浮かべても、ほとんどの人は睡眠の質については見落としているようです。

睡眠の質が低ければ、肉体疲労はもちろんのこと、精神的な疲れもとれませんし、体の節々が痛み、大きな病気にもつながります。

つまり、『何時間眠るのか?』だけではなく、同時に『いかに眠るのか?』という問題も改善しなければ、眠りの悩みを解決することはできないのです。

では、『何時間眠るのか?』および『いかに眠るのか?』という2つの問題をともに改善するためには、一体どうすればよいのでしょうか?

その答えは左図のとおりで、とても簡単なルールを守るだけで実現できます。

眠りの悩みを解決する「4つの基本ルール」

ルール① あおむけで寝る
ルール② 鼻呼吸をする

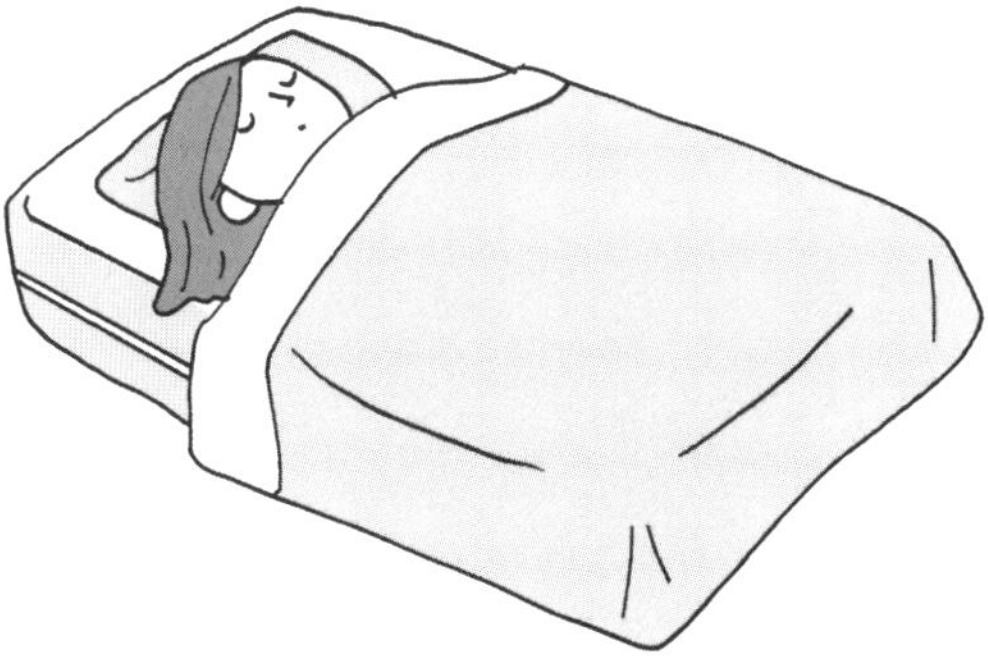

ルール③ 軽い運動をして適度に体を疲労させる

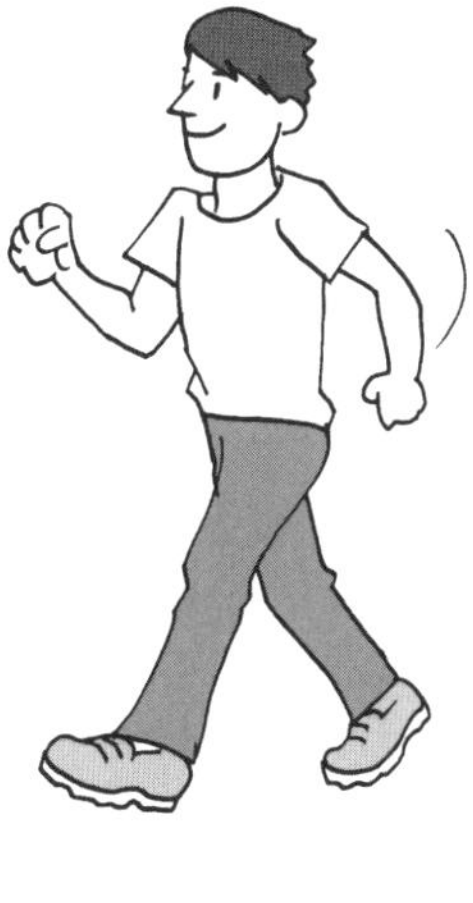

ルール④ 清潔なシーツ＆乾燥した布団で就寝する

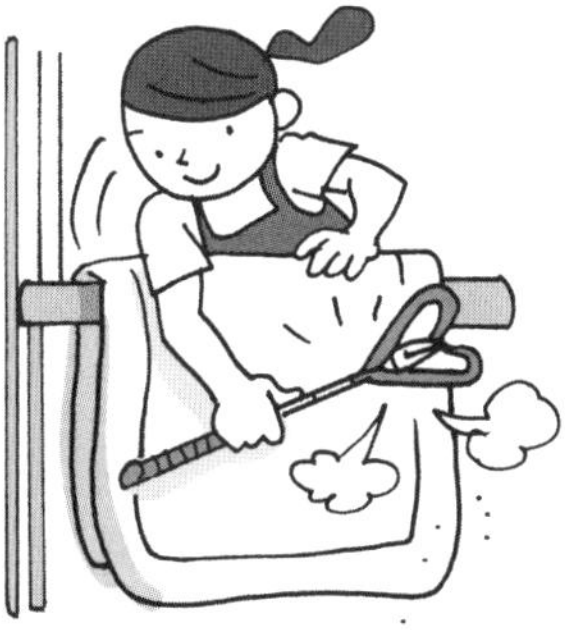

基本ルール① あおむけで寝る

寝る姿勢は、原則あおむけです。小学生以上の人がうつ伏せや横向きで寝ると、適切な寝返りがしにくくなり、起床後に体の節々が痛む原因となります。

また、睡眠時は起きているときと比較して動きが少なく、同じ体勢で固定される時間が長くなるため、骨が変形しやすくなります。

姿勢が悪くなると、健康上にさまざまな悪影響を及ぼす原因となるため要注意です。

↓くわしくは、第2章 眠りの質を劇的に変える「寝姿勢」のルール 51ページへ

基本ルール② 鼻呼吸をする

就寝したら、入眠するまで鼻呼吸を心がけてください。

睡眠中に鼻呼吸を続けるためのノウハウは、本編にて詳細しますが、薬局などで購入できる鼻呼吸グッズを活用してもよいでしょう。

睡眠中に口呼吸してしまうと、空気中に飛び交うカビや雑菌、部屋に生息するダニなどを吸い込んでしまうだけでなく、口腔内や喉も乾燥するので、知人の医師からのアドバイスによると免疫力が低下する原因にもなるそうです。

また就寝中に喉が渇いてしまい、目が覚めてしまうことにもつながり、いびきや睡眠時無呼吸症候群の原因にもなり得ると同医師にアドバイスを受けました。

↓くわしくは、第3章　眠りの質を劇的に変える「呼吸」のルール　81ページへ

基本ルール③　日中の活動中は軽い運動をして適度に体を疲労させる

体を動かす機会の少ない現代人は、意識的に運動しないと入眠に導く適度な肉体疲労を得ることができません。

その反面、パソコンやスマートフォンの普及、デスクワークの増加などによって、脳を酷使することが習慣化したこと、またストレス社会の影響によって、精神的疲労が過度に多くなり、肉体と精神の疲労バランスが崩れていることも睡眠障害の原因となっています。

↓くわしくは、第4章　眠りの質を劇的に変える「生活」のルール　91ページへ

基本ルール④　清潔なシーツ＆乾燥した布団で就寝する

睡眠の質を向上させるためには、就寝環境を整えることが大変重要です。

季節やそれぞれの体型に合った適切な寝具選びの方法については、国家資格を有する布団職人である私の最も得意とすることですので本編にてくわしく解説しますが、最低限、清潔かつ十分に乾燥している寝具で就寝することが必要不可欠です。
1週間に一度はシーツを洗濯し、布団は天日で干すか、布団乾燥機にかけるようにしてください。

↓くわしくは、第5章　眠りの質を劇的に変える「寝具」のルール　125ページへ

ここに挙げた4つのルールは、あくまで基本中の基本であって、睡眠の質を向上させるイロハのイに過ぎません。

しかし、この4つの基本ルールですら、すべて実践できている人はほとんどいないのではないでしょうか。

しっかり睡眠をとることは、健康の基本です。

睡眠の時間は、疲労やストレスによって傷ついた心と体を修復して、癒し整える、大切なメンテナンスの時間なのです。

そして、なにより大切なのは**睡眠の質**です。

睡眠は大切な「メンテナンス時間」

睡眠中の体の中では、さまざまな機能が働き、心と体の傷ついた部分を修復している。睡眠時間が足りなかったり、睡眠の質が低いと十分なメンテナンスができない。修復できない部分が残り、それが蓄積すると、体調不良や病気の原因となる

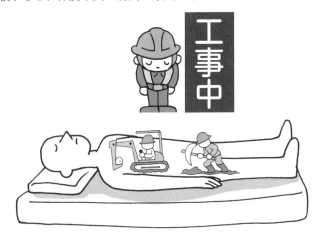

十分な睡眠時間＆
睡眠の質が高い

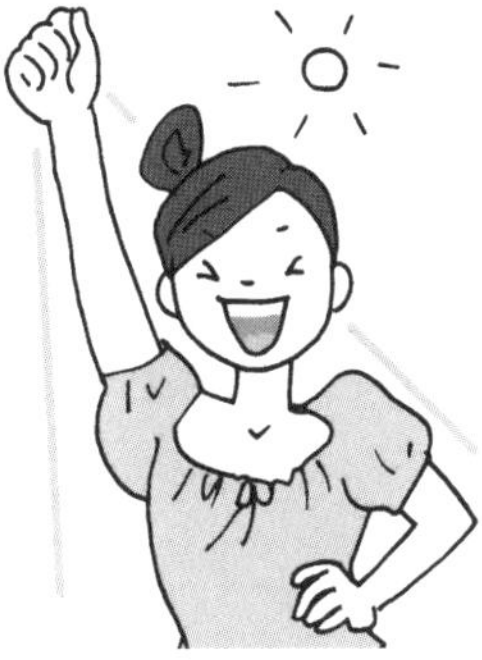

睡眠不足 or
睡眠の質が低い

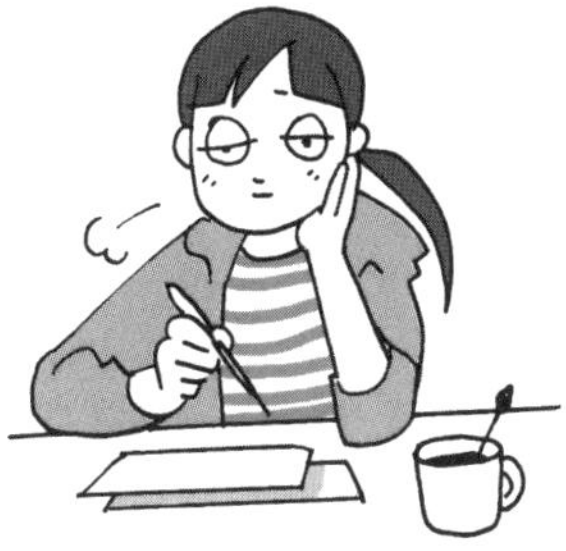

本書では、心身の健康を守るためのメンテナンスとなる睡眠の質を劇的に変える超かんたんな熟睡法をわかりやすく解説します。

私は、医師や柔道整復師などをはじめ、さまざまな分野の専門家の方々とともに「ぐっすり眠る会」という集いを結成し、睡眠の質の向上を実現する熟睡法を追究し続けています。

本編でご紹介するメソッドは、布団屋の主人であり、健康睡眠アドバイザーでもある私の経験から構築したものですが、知人の医師によるアドバイスも加味したうえでオススメするものですので、読者のみなさんには安心して実践していただけます。

もちろん、当店を訪れる多くのお客様にも実践していただき、好評いただいているメソッドです。

当店の片隅でおこなっている『眠りのお悩み相談室』には、
「布団に入っても、なかなか寝付けない……」
という悩みを抱えていらっしゃるお客様が大変多いのですが、本書のメソッドをご指導させていただくと、

「おかげで毎晩ぐっすり眠れるようになりました」

「いつもバタンキューだよ！」

「布団に入ったら1分で寝入っちゃうの」

そんなよろこびの声をたくさんお聞かせいただいています。

みなさんにもぜひ、1分睡眠の熟睡法を心地よく体験していただければ幸いです。


寝具店「ねむり家」5代目店主・健康睡眠アドバイザー　大郷卓也

目次

はじめに

第1章　心身のあらゆる不調は眠れば治る！

第2章 眠りの質を劇的に変える「寝姿勢」のルール

第3章　眠りの質を劇的に変える「呼吸」のルール

第4章　眠りの質を劇的に変える「生活」のルール

第5章　眠りの質を劇的に変える「寝具」のルール

第1章

心身のあらゆる不調は眠れば治る！

体の不調は眠れば治る！

代表的な体の不調といえば、日中にやる気が出ない、だるくて疲れやすい、集中力が続かない、眠れない、眠りが浅い、風邪を引きやすい……などでしょうか。

病気以前のこれらの症状は、ほぼ睡眠障害による不調といえます。

つまり、その原因はすべて**睡眠不足**です。

まえがきでも触れましたが、睡眠不足とは「睡眠時間が足りない」だけではなく、「睡眠の質が低い」ことも同時に指すと考えるべきです。

睡眠時間が短過ぎる場合はもちろんのこと、たとえ睡眠時間は足りていても、質の高い眠りを得られていなければ、その人は睡眠不足であり、日中にあらゆる不調が現れてしまうのです。

なぜ、睡眠時間が足りなかったり、睡眠の質が低いと体に不調が現れてしまうのでしょうか？

体の不調の原因は睡眠障害である

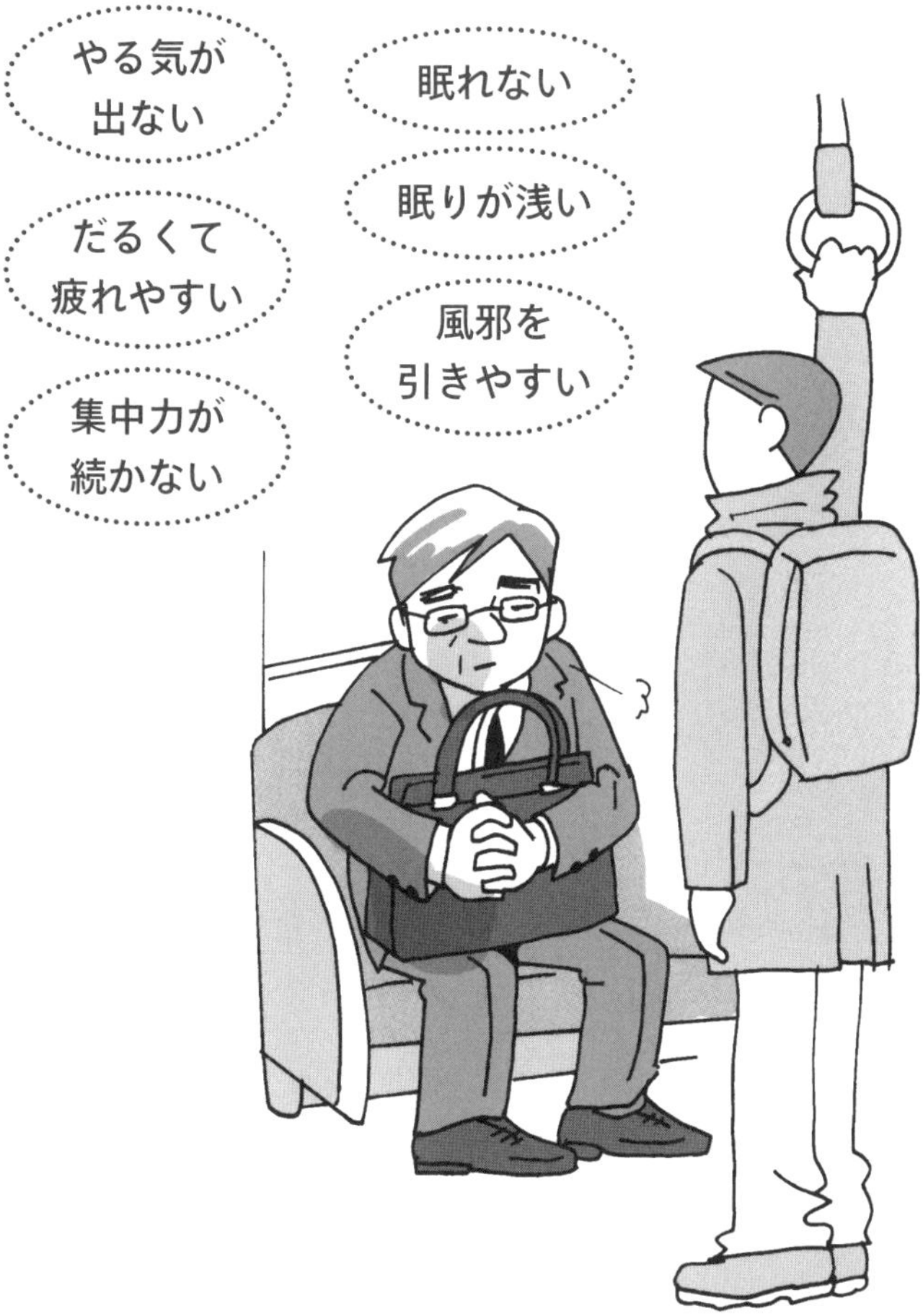
やる気が
出ない
眠れない
眠りが浅い
だるくて
疲れやすい
風邪を
引きやすい
集中力が
続かない

いきなり病気になる人はいない。

睡眠量や睡眠の質の良し悪しが、わかりやすい健康のバロメーターになるので、改めて自分の眠りを見直してみよう！

そこには、まず**成長ホルモン**というホルモンの働きが関与しています。

成長ホルモンとはその名前のとおり、人体を成長させるために働くホルモンのことで、生まれたばかりの赤ちゃんから成人の体になるまでは、骨や筋肉などを発達させるために働きます。

骨の成長時には、成長ホルモンが各骨の先端部にある軟骨部分において、細胞分裂を促進させ、新しい骨の細胞を増殖させて骨を丈夫に大きくします。

また、筋肉においては、成長ホルモンが特定のアミノ酸を豊富にとり込むように働きかけることで、たんぱく質の合成を促して筋肉組織を育成するのです。

しかし、成長ホルモンの働きは骨や筋肉を発達させるだけではありません。

成人の体が完成してからは、人体を形成する全細胞が受けたダメージを癒し、修復するために働き、同時に細胞の新陳代謝を促進して健康体を維持します。

つまり、**成長ホルモンの働きのおかげで、私たちの体を形成している細胞のひとつひとつがフレッシュで健康な状態に維持されている**のです。

成長ホルモンの働き

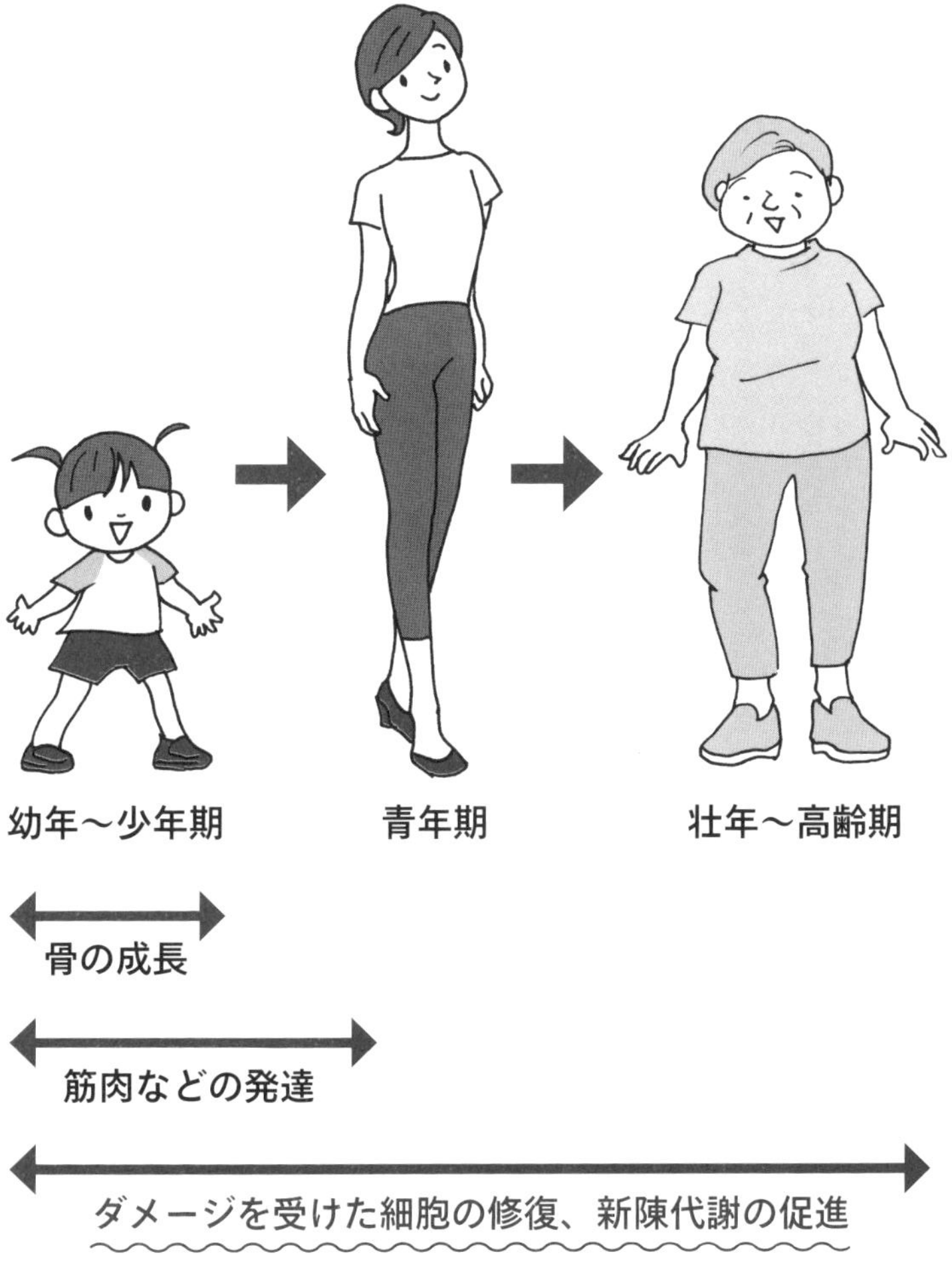
幼年～少年期
青年期
壮年～高齢期
骨の成長
筋肉などの発達
ダメージを受けた細胞の修復、新陳代謝の促進

出典：「成人の成長ホルモン分泌不全症サイト内　成長ホルモンの働き」の図を参考に作成

◐ 成長ホルモンの働きは睡眠の質に左右される

私たちの体をつくる細胞は、日中の活動時にさまざまなストレスにさらされて、ダメージを受けます。

その細胞が受けたダメージを癒して修復するだけでなく、古い細胞から新しい細胞へと生まれ変わらせて、新陳代謝を促進する成長ホルモンは睡眠中に多く分泌されるという性質があります。

睡眠中、成長ホルモンが最も多く分泌されるのは入眠してから90分後をピークとする3時間とされ、また、それは90分周期でおとずれるノンレム睡眠と呼ばれる深い眠りに落ちているタイミングであることが判明しています。

【参考文献：『毛細血管をきたえる本（TJMOOK）』（根来秀行監修。宝島社）】

睡眠には、レム睡眠という浅い眠りとノンレム睡眠という深い眠りがあり、この2種類

成長ホルモンの分泌と睡眠の関係

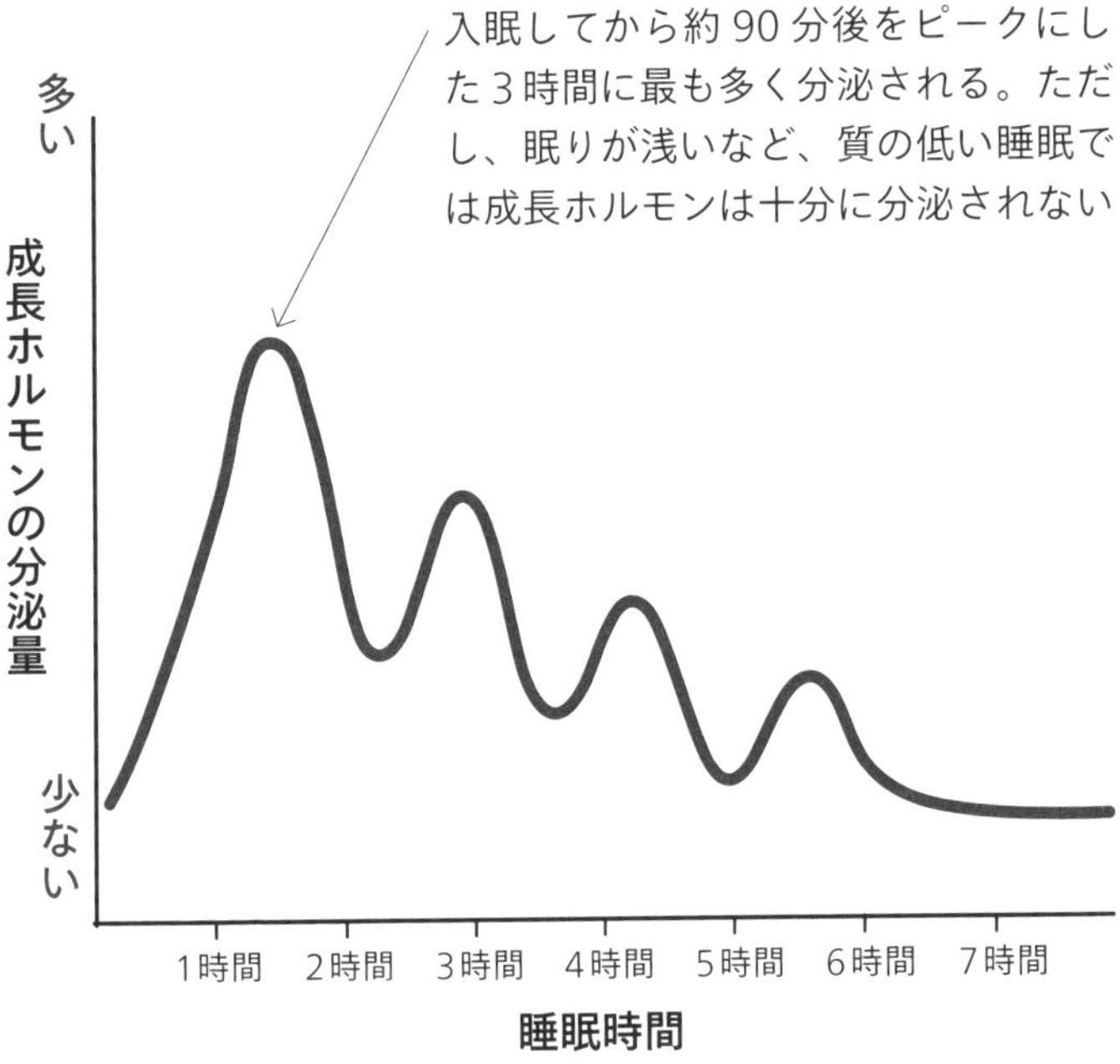
入眠してから約 90 分後をピークにした３時間に最も多く分泌される。ただし、眠りが浅いなど、質の低い睡眠では成長ホルモンは十分に分泌されない
多い
成長ホルモンの分泌量
少ない
1時間
2時間
3時間
4時間
5時間
6時間
7時間
睡眠時間

出典：「育毛ミッション内 『良質な睡眠育毛』の前に、髪を育てる成長ホルモン」の図を参考に作成

いくら睡眠時間が足りていても、ノンレム睡眠の現れない質の低い眠りでは、成長ホルモンによる恩恵を受けるのは難しい

の睡眠がおよそ90分周期で交互に現れるとされています。

レムとは、英語で「Ｒａｐｉｄ　Ｅｙｅ　Ｍｏｖｅｍｅｎｔ」の頭文字をとった「ＲＥＭ」のことで、レム睡眠とは「急速に眼球が運動している睡眠」であり、ノンレム睡眠とは「眼球が動かない睡眠」を意味します。

また、レム睡眠中の脳は起きていますが、ノンレム睡眠中の脳は休んでいる状態であるとされています。

「**ぐっすり眠る**」という言葉の意味は、きちんと**ノンレム睡眠と呼ばれる深い眠りが現れている**ことを指しているともいえるかもしれません。

ノンレム睡眠中に多く分泌される成長ホルモンがしっかり働いてくれるからこそ、私たちの細胞は健康に、フレッシュに保たれ、翌朝にはすっきりと目覚めて、また新たな１日を元気に活動できるのです。

先に挙げた代表的な体の不調の数々は、しっかりとノンレム睡眠が現れる良質の睡眠がとれれば容易に治るのです。

肩・首・腰の痛みは眠れば治る！

しかし、体の不調の中には、成長ホルモンの活躍だけでは改善することができないものも存在します。

たとえば、肩こりや肩の痛み、首の痛み、腰痛などの諸症状です。

もちろん、これらの体の節々の痛みは、成長ホルモンの働きによって癒され、修復される部分もあります。

しかし、誤った眠り方をした結果、逆に眠ることによって体を痛めているケースも大変多いのです。

寝具店「ねむり家」の『眠りのお悩み相談室』に寄せられる３０００件を超えるアンケートを集計してみると、眠りに関するＳＯＳのワースト５は次のとおりです。

寝具店「ねむり家」に寄せられる眠りに関するSOS　ワースト5

第1位　肩こり、肩の痛み
第2位　夜中に目が覚める
第3位　寝つきが悪い
第4位　腰が痛い
第5位　疲れがとれない

ワースト5の中でも圧倒的に多いのが、第1位の肩こり、肩の痛みなのですが、実はその最も大きな原因は2点だけで、誤った寝姿勢と寝返りの問題なのです。

もちろん、そこには枕の高さや布団の硬さなど、寝具の問題も関わっているのですが、一番の問題は寝姿勢を間違えていることなのです。

第4位の腰痛も同様です。

くり返しになりますが、肩こりや肩の痛み、首の痛み、腰痛などの諸症状は、誤った寝方によって体を痛めているケースがたくさんあります。

その解決策となる**正しい寝方**については、第2章の眠りの質を劇的に変える「寝姿勢」のルールで解説します。

猫背は眠れば治る！

所説ありますが、日本人の60～80％は猫背であるともいわれます。
実は、この猫背も寝姿勢と大変深い関係があります。

眠りの専門家としての経験でいえば、あおむけではなく、横向きで寝る習慣がある人の多くが猫背になる傾向があります。
その理由は、横向きで寝る習慣をおくっていると、睡眠中に背中が丸まり続けることで、徐々に鎖骨が内側に湾曲して変形してしまうからです。

寝具店「ねむり家」の『眠りのお悩み相談室』で実践しているチェック方法は左の図のとおりですが、まずお客様にイスの背もたれに尻と背中をべったりとつけて座っていただき、背もたれ（肩甲骨が最も盛り上がっている箇所のライン）から、首の頸椎の最も深いところまでのすき間の幅を計測します。

姿勢がよい人は、この幅が1〜3㎝程度なのですが、猫背気味の人は7〜8㎝……ひどい人は10㎝以上も空いてしまうのです。

すき間の幅が広い猫背の人に、いつもどのような寝姿勢で眠っているのかをお聞きすると、ほぼ例外なく横向き寝で就寝される習慣をおくっているのです。

くり返しになりますが、**毎日横向きで眠り続けていると、睡眠中にずっと背中が丸まり続けるので、徐々に鎖骨が内側に湾曲して変形します。**

誤った寝姿勢を続けることで骨格そのものが変形してしまうため、昼間の活動中にも背中は丸まったままとなり、成人であれば約5㎏ほどの重い頭が前に落ちて前傾し、その結果猫背になってしまいます。

横向きで寝ると猫背になる

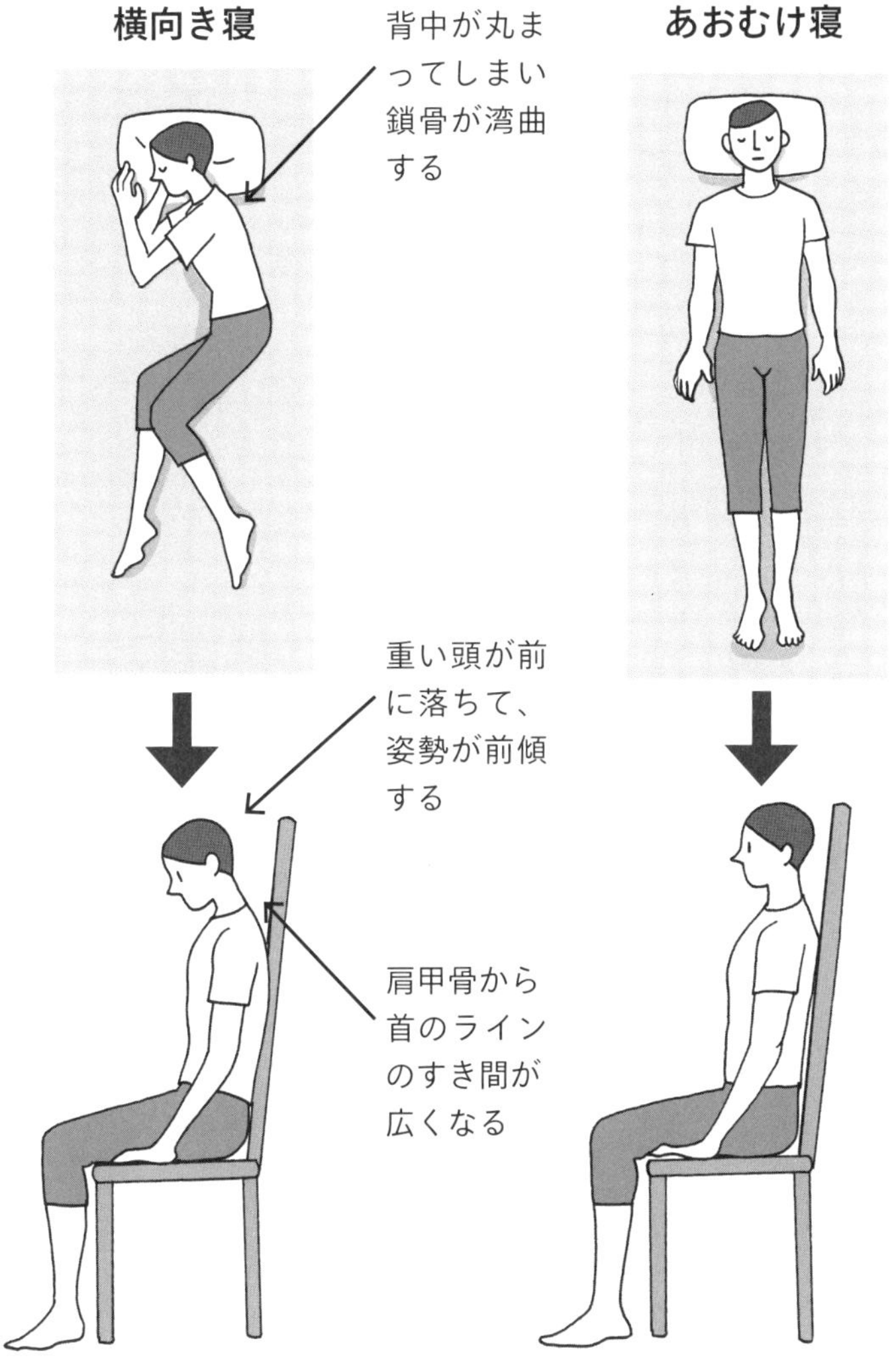
横向き寝
背中が丸まってしまい鎖骨が湾曲する
あおむけ寝
重い頭が前に落ちて、姿勢が前傾する
肩甲骨から首のラインのすき間が広くなる

このようにして猫背になると、体全体の重心バランスが崩れてしまうので、腰痛や足の変形などになるリスクも高まります。

姿勢がよい人は、70歳、80歳になっても元気な人が多いのですが、姿勢が悪くなるとさまざまな体の不調を抱えてしまいます。

冷え性は眠れば治る！

「布団に入ってからも、手足が冷たくて眠れない」

そんな悩みを打ち明けるお客様も大変多くいらっしゃいます。

男女比率では圧倒的に女性が多く、それも比較的若い方が目立つように思います。

人間は、食事で得たエネルギーを筋肉の働きによって燃焼させて、熱に変えることで生命活動を維持しています。

内燃することでつくりだした熱は、温かい血液となって全身を移動します。日中の活動時には、温かい血液は脳や内臓など体の深部に集まるため、「深部体温」と呼ばれる体の中心部の体温は高くなります。

そして、夜間の休息時には、温かい血液は、体の中心部から体表の皮膚に近い毛細血管へと流れだして、外気にその熱を放熱することで体を冷やすのです。

外気にさらされやすい皮膚に近い部分の体温を「皮膚体温」と呼びます。

日中は深部体温が高く、皮膚体温は低くなり、夜間は逆に深部体温が低く、皮膚体温は高くなります。

夜になると眠くなるのは、メラトニンと呼ばれるホルモンの分泌量が増えるためですが、体温の変化も大きく影響しています。

日中の活動時に高い深部体温は徐々に低くなり、それに反比例するように皮膚体温がだんだん高くなるときに私たちは眠気を覚えるのです。

しかし、食事のバランスが崩れてエネルギーが不足していたり、エネルギーを内燃するための筋肉量が足りなかったりすると、日中の活動時に十分な熱をつくり出すことができないため、日中でも深部体温が低いまま……、つまり、平熱が低い状態に陥ってしまいます。

日中の深部体温が低ければ、夜になっても皮膚体温は一向に高くならないため、なかなか眠くなりません。

そんな状態に陥っている人は、平熱が低く、手足など末端の毛細血管の血流も低下しているので、昼も夜も冷え性に悩まされることになります。

冷え性の人は入眠できたとしても、あまりの体温の低さに体の防衛本能が働いて、命の危険を回避するために眠りから目覚めさせてしまいます。

つまり、夜中に目が覚めてしまうことで、十分な睡眠時間を継続してとることが難しくなるため、冷え性の人は慢性的な睡眠障害を抱えてしまうことになります。

夜間の休息時に自然と眠気を覚えて入眠し、翌朝までぐっすり眠り続けるためには、筋肉合成によい食事を摂り、日中にしっかり筋力を鍛える活動をすることが大切です。

そうして質のよい睡眠がとれるように生活できれば、冷え性は確実に改善できます。

冷え性の人は常に体温が低い

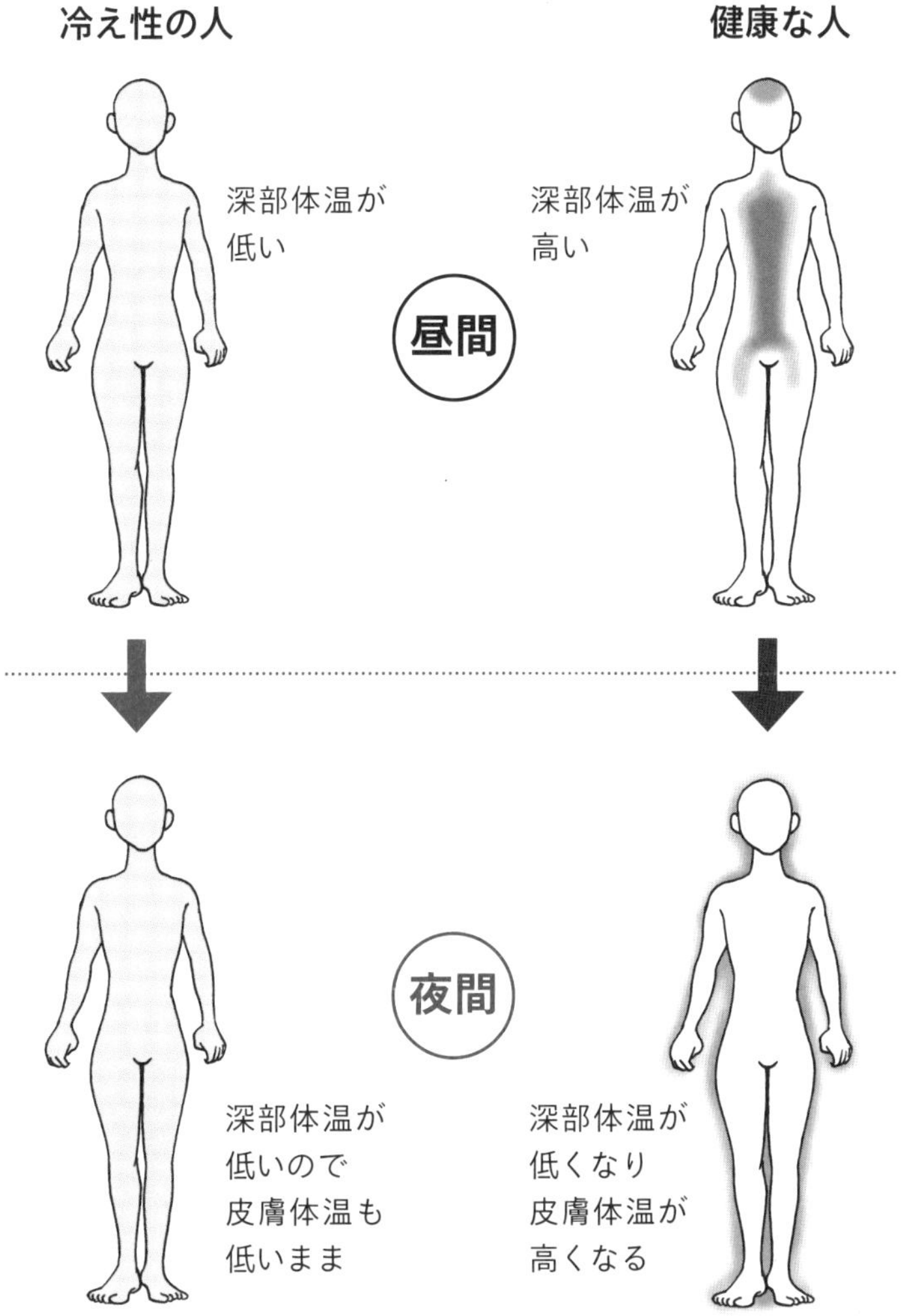
冷え性の人
健康な人
深部体温が
低い
深部体温が
高い
昼間
夜間
深部体温が
低いので
皮膚体温も
低いまま
深部体温が
低くなり
皮膚体温が
高くなる

◐アレルギー性疾患は眠れば治る！

私は、眠りのスペシャリスト集団として活動する「ぐっすり眠る会」に参加していただいている内科医、笹谷クリニック・院長の笹谷守先生とともに、近年患者さんが増えているアトピー皮膚炎や喘息などのアレルギー疾患に悩む方々の睡眠環境を調査したことがあります。

最初に、みなさんには血液検査をしていただいたのですが、その結果、アレルギー疾患に最も影響を与えているアレルゲンは**ダニ**であることを突き止めました。

その後、各家庭にお邪魔して、みなさんが普段お使いになられている寝具や寝室、居住スペースからホコリを採取して回り、それを持ち帰って顕微鏡で調べてみると、多くの家庭のホコリからダニが検出されたのです。

毎日、少なくとも6～8時間使用する布団は、適切に使ってこそ良質の睡眠を約束してくれます。

本来であれば、湿気を吸って繊維の表面に水分が結露して蒸れやすい化学繊維ではなく、汗をよく吸いとって蒸れにくい天然素材（夏季の掛け布団は綿や麻、敷き布団は綿やウール、冬季の掛け布団は羽毛や真綿〈絹〉、敷き布団は綿やウールの中綿の入った寝具がベスト）のものをオススメしたいところですが、できれば毎日……最低でも1週間に1度はよく天日干しするか、乾燥機にかけ、シーツも洗濯しなければ、布団はダニのはびこる温床になってしまいます。

調査後、協力していただいた方に寝具の選び方と手入れの方法をお教えしたところ、お子さんのアトピー性皮膚炎が驚くほど改善したケースもありました。

正しい布団の使い方を守ることで、**睡眠環境を改善して睡眠の質を向上すれば、アレルギー性疾患が劇的に改善する可能性は高い**と確信しています。

心の不調は眠れば治る！

寝具店「ねむり家」の『眠りのお悩み相談室』において、多くのお客様のお話に耳を傾けていると、よく眠れていない人はみな、さまざまな悩みを抱えていることに気づきます。

「〇〇〇の悩みのせいで、よく眠れないんです……」

がっくりと頭を垂れて、みなさんは異口同音にそうおっしゃるのですが、ある日、ふと私はこう思いました。

『悩みがあるから眠れないのではなく、**よく眠れないから悩んでしまう**のではないだろうか……？』

誰だって生きている以上、人生いいことばかりは続きません。

いいことばかりが続くことなんて、一生のうちほんの数回巡ってくる奇跡の瞬間のようなもので、現実は多くのつらい時間の中に、ちらほらホッとできる小さな幸福が散りばめられている程度が普通の人生ではないでしょうか。

しかし、ある人にとっては軽く乗り越えられる小さな挫折であっても、また別のある人にとっては自死を選んでしまうほどつらく感じられてしまう場合もあるでしょう。

『この違いは、いったいどこから来るのだろうか……？』

毎日『眠りのお悩み相談室』のある窓辺の一隅で、そんなことを考え続けているうちに、人間は悩みがあるから眠れないのではなく、よく眠れないから悩んでしまうに違いないと私は考えるようになりました。

その裏付けとなることのひとつは、睡眠導入剤の処方です。

心の悩みが心身の不調、症状となって現れたり、耐え難いほど精神的にまいってしまうと、多くの人は心療内科を受診すると思います。

俗にいう「うつ病」の診断を受けると、最初に処方される薬は睡眠導入剤です。

つまり、現代の医学では、薬の力を借りて睡眠習慣のリズムをとり戻すことから、心の不調を改善しようとするわけです。

薬の力を借りた睡眠は決して質が高いとはいえませんが、一時的にでも深く眠ることさえできれば、「うつ病」を回復する足掛かりとなることは間違いありません。

また、「うつ病」ではなくとも、引きこもりや不登校など、心の問題で生きづらい日々をおくっている気の毒な境遇の人は数えきれないほどいらっしゃいます。

うまく社会に適合できずに引きこもりや不登校などに陥ると、どうしても人の目を避けて活動せざるを得ない心境になってしまうため、昼間に眠って夜間に活動する、昼夜逆転の日々をおくりがちになります。

人間は、古来より太陽のリズムとともに生活してきました。

私たち現代人であっても、夜が明けて朝日が昇るとともに起きて、明るい日中に活動し、太陽が沈めば眠るという体内時計……サーカディアンリズムに従って生命活動を送るように体がプログラミングされているのです。

つまり、昼夜逆転の生活は、それだけで非常に大きなストレスになります。

特に現代人は、文明の発達によって体の運動量が減り、逆に脳ばかりを酷使する生活が当たり前になってしまったため、自然に眠りに落ちる術を失いつつあるのです。

「心の不調は、睡眠障害によって起こる！」

寝具店「ねむり家」５代目店主としての経験、また健康睡眠アドバイザーの活動を通して目にしてきた事実の裏付けをもって、私はそう断言します。

もし、あなたが苦しい心の不調を抱えてしまったら、ただ思い悩む日々を過ごすのではなく、睡眠環境や生活習慣を冷静に見直して、本書を参考に、

『まず、しっかり眠れるための努力をしてみよう！』

そう考えてみて欲しいのです。

くり返しになりますが、**心の不調は質の高い睡眠をとれば必ず治ります。**

◐ かつて私も眠ることによって難病を克服した

実は、私自身もかつて「難病の患者に対する医療等に関する法律（難病法）」という法律によって、現在は「指定難病」に指定されている「突発性血小板減少性紫斑病」という病気に苦しめられていた経験があります。

突発性血小板減少性紫斑病とは、その名のとおり、出血を止めるために働く血液成分の血小板が極端に減少する病気で、ちょっとした衝撃で内出血を起こしやすくなり、体中に青あざ（紫斑）ができてしまう奇病です。

私が発症したのは中学生のときで、当時はまったく原因不明の超難病でした。

発症した当初は、自宅の近所にある町医者にかかったのですが、原因どころか病名もわからず、お医者さんは首を傾げるばかりでした。

そのお医者さんに紹介状をしたためてもらい、大きな総合病院へと足を運びました。

その病院で聞きなれない突発性血小板減少性紫斑病という診断を受けたのですが、

「原因のわかっていない難病です。残念ながら治る見込みはありません……」

そう告げられると付き添いの両親は、泣き崩れてしまいました。

症状としては、とにかく猛烈に体がだるく、一日中どうしようもない疲労感に苦しめられてしまうのです。

重苦しいだるさと疲れ、そして病的なまでの眠気にただひたすら耐えるだけの学校生活を送り、学校から自宅へ帰るとすぐに寝床に倒れる毎日です。

ぶつけてもいないのに体のあちこちに青あざができて腫れ、全身が紫色の斑点に覆われた自分の姿を目の当たりにしたときには、ショックで気を失いそうになりました。

もし頭を打ったら、死の危険がともなう脳出血を起こしかねない状態であったため、運動は禁止され、体育の授業もずっと見学でした。

総合病院では病名が発覚するとともに、私は即日入院となり、痛くて苦しいばかりの検査の連続と、治療法がないために出口の見えない「絶対安静」という、育ち盛りの中学生には耐えがたい日々を送ることとなりました。

治る見込みのない病気による入院生活が１カ月目を迎えた頃には、家族の疲労もピークとなり、両親の間に流れる空気も重苦しさを増していきました。

このころの両親は、心身ともに疲れ切っていて、ろくな食事も睡眠もとれずに苦しんでいました。

私自身もあまりの絶望感と寂しさに、病床のベッドで毎晩眠れずにただただ泣きとおして過ごす日々を送っていました。

同じ屋根の下に暮らす家族同士は、いい意味でも悪い意味でも、どうしても精神的状態を分かち合ってしまうものです。

たとえば、家族のひとりが総合失調症になってしまうと、心配する家族もまた同じ症状を患ってしまうことがままあります。

「もらいうつ」などと呼ぶこともあるようですが、実はここにも睡眠の問題が深く影響を与えています。

つらい精神状態を分かち合うと、家族に睡眠不足が連鎖して起こり、より一層に心の問題が深刻さを増してしまうわけです。

当時の我が家も、まさにその状況に陥っていました。

しかし、この難病の克服につながるターニングポイントが、思いもよらないことから生まれました。

毎晩、病院のベッドで布団をかぶって泣くことに飽きた中学生の私は、

「病院から脱走してやろう！」

半ばヤケクソ的な心境で、そんな悪いたくらみを思いついたのです。

といっても、病院から脱走してどこかに行ってしまうわけではなく、毎晩消灯後に病室を抜け出して遊びに行こうと考えたわけです。

当時の病院は、いまほどセキュリティが厳重ではなかったので脱走など簡単でした。

消灯になると私は病床を抜け出し、病院の敷地内だけにとどまらず、ときには院外への脱走も敢行して自由に歩き回るようになりました。


突発性血小板減少性紫斑病は、とにかくケガをするのが怖い病気ですから、絶対安静で運動も禁じられていたので、この脱走ウォーキングはなまり切った体を持て余す私に対して、久しぶりに適度な肉体疲労をもたらしてくれたのです。

その結果、**脱走を終えてベッドに戻るとぐっすりと眠れるようになった**のです。

『歩くと、気持ちよく眠れるなあ……』

そんな実感を覚えた私は、日の出とともに起きては屋上に上がって、朝日をしっかり浴

びながら体をほぐし、昼間も検査がないときには病院内を歩き回って、そこで出会うさまざまな人たちといろいろな話をするようになりました。

夜の脱走による気づきによって、私は運動の習慣と前向きなハートを身につけることができ、さらには睡眠の質をも劇的に向上することができたのです。

すると、有効な治療法がない難病でありながらも、私の血小板の数値は徐々に増加して、外の世界で社会生活をおくるために最低限必要とされる数値まで戻すことに成功したのでした。

めでたく退院の日を迎えられた私は、子供ながらに**ぐっすり眠ることの大切さ**を実感して、家業である寝具店「ねむり家」をしっかりと継承していくことを心に決めました。

この日から私の胸には、あるひとつの疑問がずっと宿るようになりました。

『人間は、なぜ病気になるのだろうか?』

眠りのスペシャリストとして、この疑問を解決することに私はその後の人生のすべてを傾けてきました。

その答えこそが、これから本書でお伝えする『自然治癒力をとり戻す「眠りの極意」』のメソッドなのです。

さあ、みなさん！
大きな希望をもって、このページをめくってください。

そこには、**誰でも1分でできる眠りの極意**を描いた一枚のイラストがあります。
そのくわしい解説は、第2章以降にて詳細にします。

アップするルール10

次章からくわしく
解説していきます！

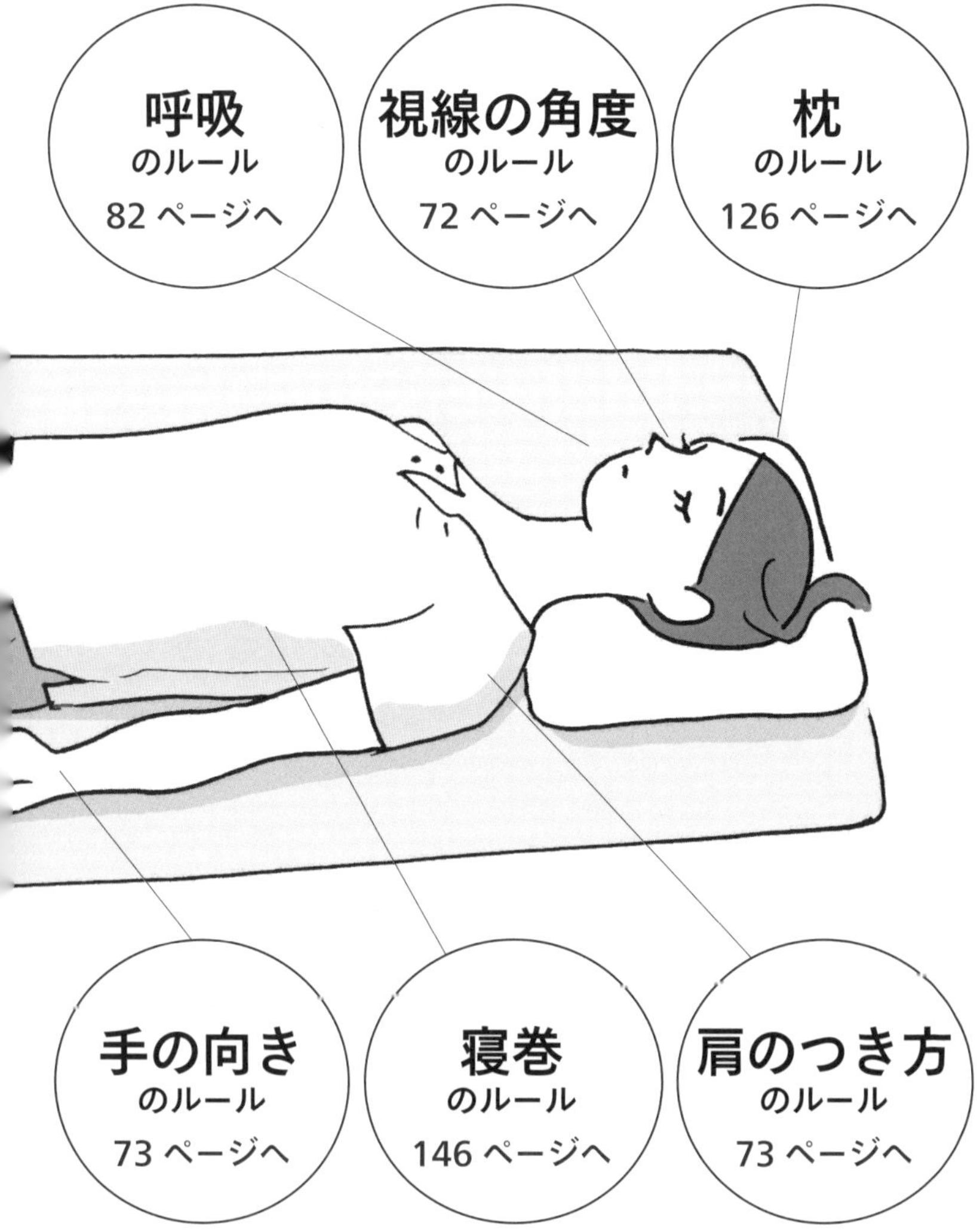
呼吸
のルール
82 ページへ
視線の角度
のルール
72 ページへ
枕
のルール
126 ページへ
手の向き
のルール
73 ページへ
寝巻
のルール
146 ページへ
肩のつき方
のルール
73 ページへ

１分でできる！睡眠の質を

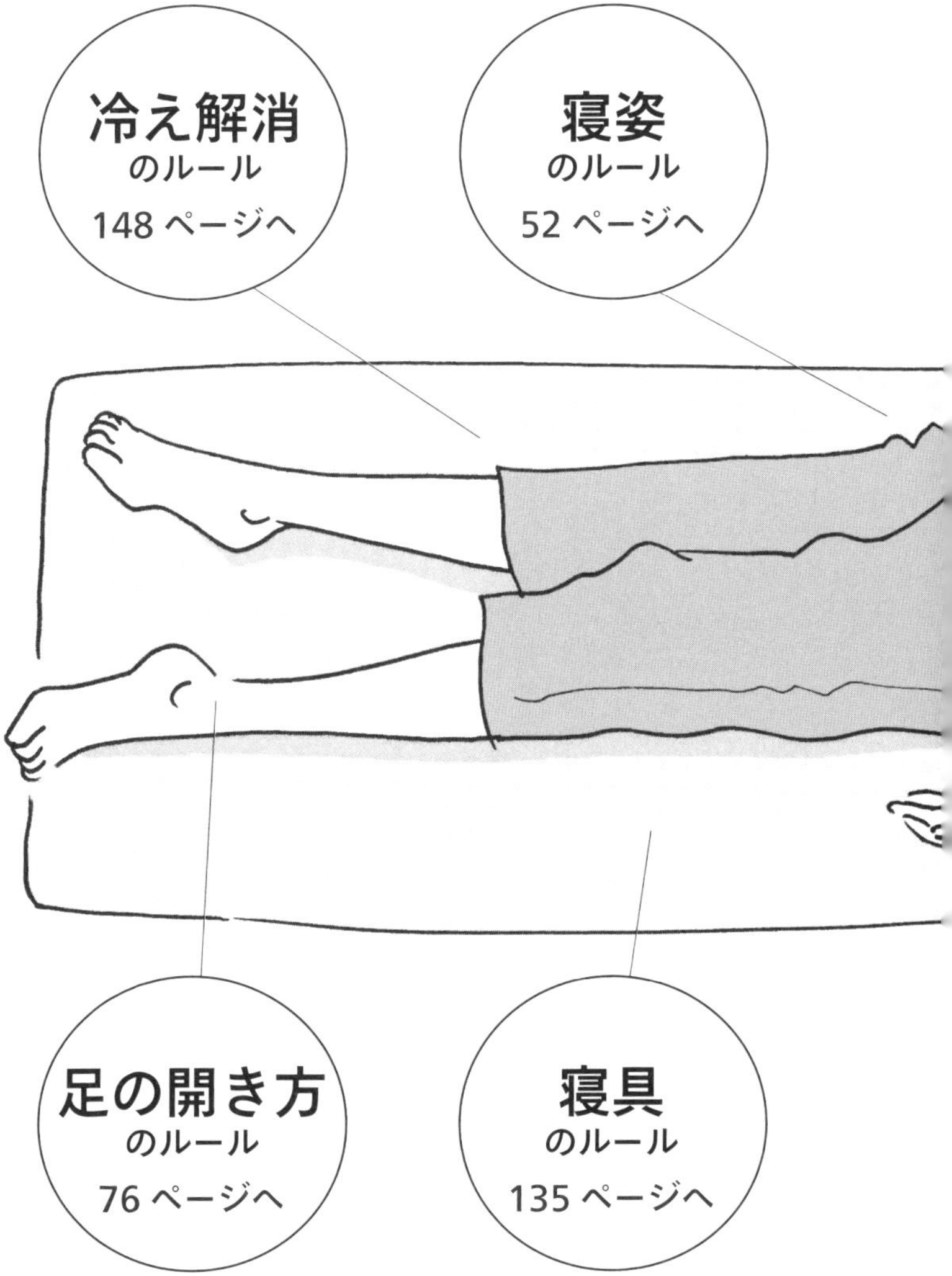
冷え解消
のルール
148 ページへ
寝姿
のルール
52 ページへ
足の開き方
のルール
76 ページへ
寝具
のルール
135 ページへ

第2章

眠りの質を劇的に変える「寝姿勢」のルール

◐正しい寝姿勢は「あおむけ」

まえがきでも触れましたが、寝る姿勢は、原則あおむけです。

うつ伏せや横向きで寝る習慣では、就寝中に体のあちこちに負担がかかり、起床後に体の節々が痛む原因となるだけでなく、適切な寝返りもしにくくなります。

睡眠中は、長時間同じ姿勢をとり続けることになるため、骨格が固定されがちなので、うつ伏せや横向きで寝ると体の姿勢に悪いクセがつきやすくなります。

起きているときに同じ姿勢をとり続けると、負荷がかかっている部分がしびれたり、痛くなったりするため、意識的に体勢を入れ替えたり、リフレッシュする行動がとれますが、眠っているときには自然におこなわれる寝返り以外には対処する術がなく、ずっと負荷がかかり続けてしまうのです。

また、悪い寝姿勢を続けた結果、骨格が変形してしまうと、昼間の活動時の姿勢も崩れてしまうため、さらに健康上にさまざまな悪影響を及ぼすことにつながります。

のちほど正しい寝姿勢であるあおむけ寝についてくわしく解説しますが、48～49ページのイラストでもそうなっているとおり、**就寝時にはあおむけとなり、手のひらの向きを上にして寝る習慣を続けるだけでも、鎖骨が開いて姿勢がよくなり、睡眠中の悪い寝姿勢による健康上のリスクは軽減されてきます。**

起床時にも、手のひらを上にして鎖骨をしっかり開くことを運動習慣として続ければ、さらに効果的です。

うつ伏せ寝や横向き寝による健康リスク

うつ伏せや横向きで寝る習慣を続けると、さまざまな健康上のリスクにさらされる可能性があります。

うつ伏せ寝や横向き寝は、安心感を得られる寝方といわれていますが、デメリットは「**肩をつぶす**」ことにあります。

肩や鎖骨は、昼間の活動時にパソコンでデスクワークをしたり、書きものをしたり、料理をしたりするときに働き通しになる部分ですから、夜はしっかり休ませてあげることが大切なのですが、うつ伏せや横向きで寝る習慣を続けると、就寝中に大きな負荷がかかり続けてしまうため、休息となるはずの睡眠時間が逆に仇となり、翌朝になって体の節々が痛むということになってしまうのです。

肩をつぶしてしまうことによるダメージは、四十肩の原因にもなります。

また、うつ伏せで寝ると、長時間あごを寝床に押しつけることになるため、あごの関節に負荷がかかり続けてしまい、顎関節症を引き起こすことがあります。

顎関節症になると、あごが痛むだけでなく、口が開かなくなってしまったり、あごを動かすときにわずらわしい音がするようになることもあります。

また、すでに29ページで解説したとおり、横向きで寝る習慣を続けると猫背になりやすくなるというデメリットもあります。

横向きで寝る女性が多い理由

横向きで寝る人が女性に多いのは、出産と育児に関係しているといわれています。

まずは、妊娠中の事情です。

赤ちゃんが育ってお腹が大きくなってくると、お腹の重さがつらくなってきて、あおむけで寝ることができなくなる女性は少なくありません。

実際、妊娠中に適した寝姿勢として、「シムズの姿勢」と呼ばれる横向きの体位を指導されることもあって、多くの女性が妊娠時に横向き寝の習慣となるようです。

出産のタイミングに近くなると、横向きになってもお腹の重さがつらくなって、さらに抱き枕を用いないと眠れないという方もいらっしゃるようです。


出産後にも、女性が横向き寝をしてしまう事情は続きます。

それは、お子さんとの添い寝です。

添い寝の習慣は、お母さんとお子さんの大事なスキンシップであることは間違いありませんが、**お子さんが寝付いたあとは、なるべくお母さんにはあおむけの寝姿勢に戻っていただきたい**と思います。

横向き寝を続けると呼吸が浅くなる

横向きで寝る習慣を続けていると、自分自身の体重による負荷が常に体の片側にかかり続けます。

そのため、その負荷を支えている鎖骨が徐々に体の内側へと湾曲する形で変形してしまいます。

その結果、就寝時はもちろんのこと、昼間の活動時にも肺が縮こまるような姿勢に陥ってしまうため、**呼吸が小さく浅くなってしまう**のです。

深呼吸するときには、誰しも胸を大きく開いて空気を吸い込みますが、それとは逆になってしまうわけです。

呼吸が浅いということは、体にとり入れる酸素量が減少するということに他ならず、軽い酸欠状態が続くようなものですので、当然さまざまな健康上のリスクが高まります。

酸欠になると、頭がボーッしやすくなりますし、運動能力も低下しますので、心身ともにパフォーマンスが下がります。

さまざまな代謝力も低下しますし、エネルギーを燃焼しにくくなって体温も低くなってしまいます。

これらの不調が続くと、やがてさまざまな病気を引き起こすことにつながります。

また、呼吸は**自律神経**の働きにも影響を与えます。

浅い呼吸をくり返すと交感神経が優位になりやすいため、心身がストレス状態に陥りやすくなります。

浅い呼吸をする習慣が常態化すると、それだけで心を病みやすい状態に陥っているともいえると思います。

子育てに悩むお母さんは大変多く、それは最悪の場合、ネグレクトや虐待を引き起こしてしまうこともありますが、私はそこにも眠りの質の低下が深く関係していると考えています。

「子育てや生活がつらい……」

「なんだか疲れがとれないな……」

そんなお母さんには、ぜひ横向きで寝続けていないかどうか、また背が丸まって呼吸が浅くなっていないかどうか……チェックしていただきたいのです。

誤った寝姿勢による不調は、心身に及びます。

これから解説する正しいあおむけ寝を身につけて、心と体の健康をとり戻してください。

心身を健康にするあおむけ寝スタイルとは？

寝姿勢の基本となるあおむけ寝スタイルは、**立って本を読む姿勢**をイメージするとわかりやすいと思います。

左ページのイラストのとおり、立ったまま本を読む姿勢をとり、その首の角度をチェッ

正しいあおむけ寝スタイルのイメージ

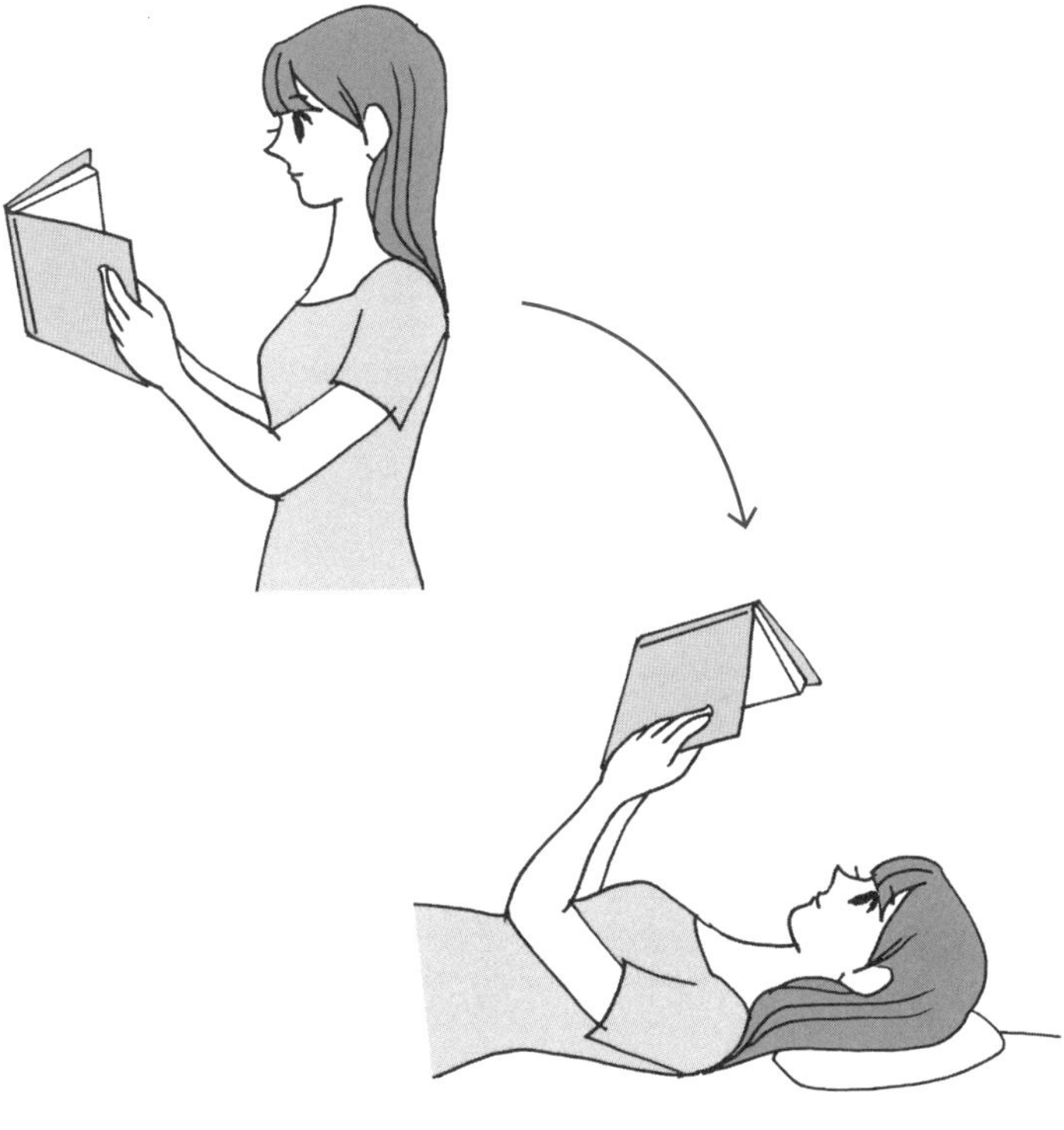

ポイントは「首の傾き方」で、それは立って本を読んでいるときの角度が近い。イメージしながらあおむけになって再現してみよう

クしてみてください。

このときの首から背骨にかけてのカーブ具合を覚えたまま、床にあおむけに寝て再現してみてください。

もちろん、実際に本を手に持って再現してOKです。

この寝姿勢を保ったまま入眠することができるように、就寝時に意識してみてください。朝起きたときに同じ姿勢でいられるようになれば、きっと心身の疲れがとれて、すっきりとした目覚めを体感できるはずです。

寝返りトレーニングを実践しよう

就寝時にあおむけ寝スタイルを意識するとともに、適切な寝返りを打つトレーニングも並行しておこないましょう。

就寝時の寝姿勢と起床時の寝姿勢が同じであっても、入眠から目覚めまで同じ姿勢をとり続けていたら、体中が痛くなってしまいます。

適切な寝返りは、一晩につき20回程度が目安です。

寝返りの難しいところはいうまでもなく、

「よし！　今夜から一晩20回寝返りを打とう！」

と意識したところで、思い通りには打つことができない点にあります。

しかし、62～63ページで紹介する**寝返りトレーニングを毎日続けるだけで、就寝中に軽々と寝返りを打つための筋力とクセが身について、自然に布団の上でコロコロと寝返りが打てるようになります。**

もちろん1日で結果が出るわけではありませんが、気長に毎日続けていれば2週間程度で効果が表れ、1～2カ月も続ければ確実に寝返りが打てるようになります。

寝返りトレーニング

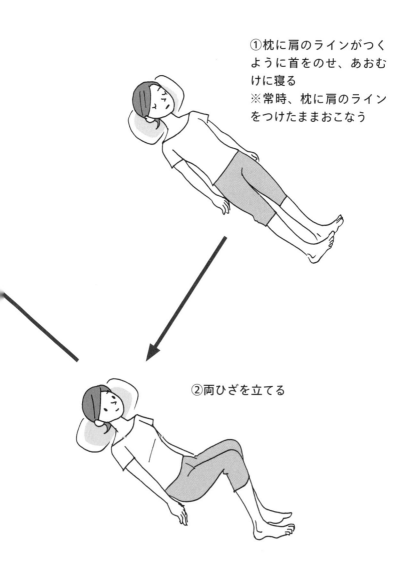

①枕に肩のラインがつくように首をのせ、あおむけに寝る
※常時、枕に肩のラインをつけたままおこなう

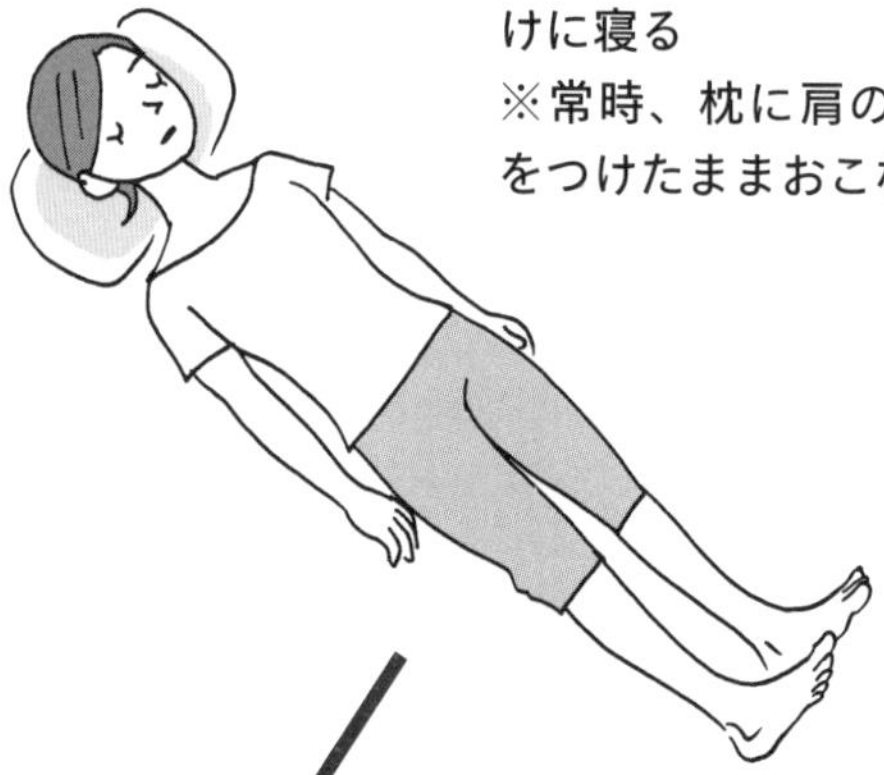

②両ひざを立てる

やってみよう！

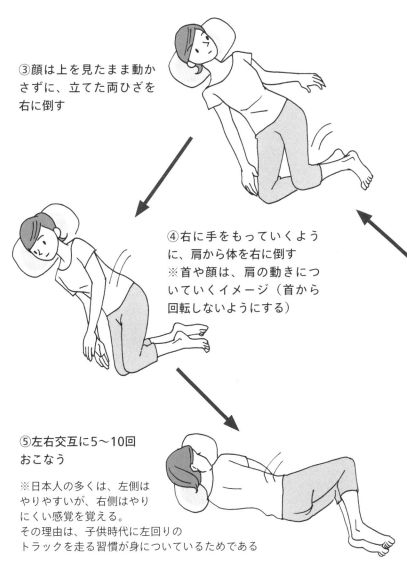

③顔は上を見たまま動かさずに、立てた両ひざを右に倒す

④右に手をもっていくように、肩から体を右に倒す
※首や顔は、肩の動きについていくイメージ（首から回転しないようにする）

⑤左右交互に5〜10回おこなう

※日本人の多くは、左側はやりやすいが、右側はやりにくい感覚を覚える。
その理由は、子供時代に左回りのトラックを走る習慣が身についているためである

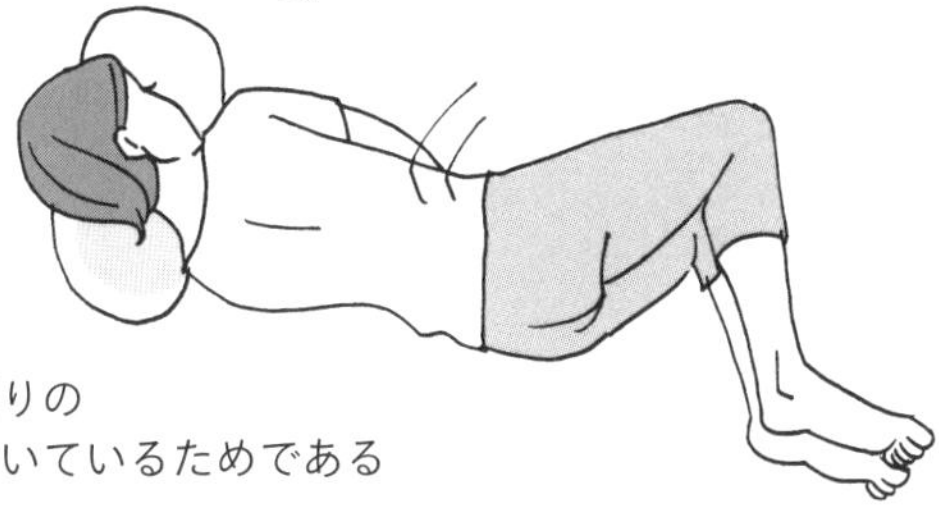

いかがですか？

とても簡単なトレーニングであることは、一度やっていただければご理解いただけると思います。

また、適切に寝返りを打つためには、寝返りが打ちやすい環境で眠ることも大切です。

くわしくは、第5章の眠りの質を劇的に変える「**寝具**」のルールで紹介しますが、寝室の環境でいえば室温や湿度の調整、寝具でいえば敷布団の硬さや掛布団の重さなどによっても寝返りは左右されます。

寝返りの役割とは？

寝返りを打つことは、睡眠の質を高めるために重要な役割を果たしています。

第一には、すでに述べたとおり、同じ姿勢をとり続けることになる睡眠中に起こる**筋肉**

のこわばりをほぐす役割です。

寝返りを打てないまま眠り続けてしまうと、睡眠によって疲労が癒されるどころか、朝起きたときに体の節々が痛むといったような本末転倒の状況に陥ります。

第二には、血流やリンパ液などの**体液の流れが滞ってしまうことを防止する**役割です。血流が滞ったままの状態が続くと、血流障害を引き起こして、肩こりや冷え性などの原因になります。

さらに悪化すれば、心筋梗塞や脳卒中などの大病につながることもあります。

第三には、布団と接触している**体表面にこもる湿気を逃がして、風通しをよくする**役割です。

第一から第三まで共通していえることですが、寝返りは睡眠の質を高めるために重要な役割を果たしていることに他なりません。

体がこわばったり、血流やリンパ液の流れが滞ったり、体の周囲に湿気がこもったりすると、睡眠が浅くなってしまい、夜中に目覚めてしまうことにつながります。

睡眠環境を整えるとともに、ぜひ1日1回、就寝時に寝返りトレーニングを続けてみてください。

◐ 寝返りは睡眠のリズムを整える

寝返りは、眠りの深浅の波にも深い関係があります。

24ページ〜でも触れたとおり、睡眠には**浅い眠りのレム睡眠**、**深い眠りのノンレム睡眠**の2種類があります。

浅い眠りのレム睡眠中には、基本的に脳が覚醒していて、体だけが休息している状態です。

深い眠りのノンレム睡眠には、脳も体も休息している状態ですが、筋肉には緊張している部分もあります。

入眠すると、まずレム睡眠の状態になり、徐々に眠りが深くなってノンレム睡眠になります。

その後、およそ90分周期でレム睡眠とノンレム睡眠が交互に現れ、だんだん眠りが浅くなっていき、朝の目覚めを迎えます。

睡眠時間の前半は、深い眠りのノンレム睡眠が出る頻度が高く、後半は逆にレム睡眠の頻度が高くなり、明け方に向けて眠りの深さは徐々に浅くなるのです。

後半にもノンレム睡眠は現れますが、眠りの深さは浅いものになります。

実は、**寝返りはレム睡眠とノンレム睡眠とが切り替わるタイミングで打つ**といわれています。

つまり、寝返りは睡眠のリズムに深く関与しているわけです。

適切な寝返りを打つことによって眠りの波長のリズムが整い、睡眠の質を向上させると考えてよいでしょう。

睡眠中に悪い姿勢を修正しよう

悪い姿勢を続けていると、さまざまな健康上のリスクが生まれます。

しかし、体に一度染みついた悪い姿勢を正すのは、そう簡単ではありません。

常日頃、私はよく次のようにお話しします。


「みなさん、**姿勢は眠っている間に整えましょう！**」


そう提言する理由は、２つあります。

第一には、眠ることを忘れる人はいないということです。

睡眠中に悪い姿勢を修正する習慣を身に着ければ、毎日忘れずに実践できます。

第二には、睡眠中こそが、最もひとつの体勢で固定されやすいタイミングであるということです。


正しい寝姿勢が昼間の美しい姿勢をつくるといっても過言ではありません。

逆にいえば、昼間の姿勢を見れば、夜の寝姿勢が正しいか、間違っているかが一目瞭然でわかるということです。

私が観察してきた経験では、大人で姿勢の良い方は仰向け寝で眠っている人が多いです。つまり、姿勢の悪さは、歳をとったからではないと私は考えているわけです。

子どもの頃は、どうしても精神的に安心する、うつ伏せ寝や横向き寝が多いので、小学生になる頃には、なるべく仰向けに矯正してあげることが大切になってきます。

正しい寝姿勢で眠れば、昼間の姿勢も美しくなります。

ぜひ就寝時に意識して、睡眠中に悪い姿勢を修正しましょう。

オーダーメイドの枕が体に合わない理由

私が経営する寝具店「ねむり家」では、特殊な計器を使ってお客様の首のカーブ具合と角度をよく計測します。

『オーダーメイドの枕をつくるための計測かな……？』

そう誤解されることが多いのですが、この計測はあくまでお客様の現状の姿勢を把握するためにおこなうもので、枕の高さを決めるためではありません。

読者のみなさんの中にも、オーダーメイドの枕を作られた経験がある方はいらっしゃると思いますが、使い心地はいかがでしたか？

実は当店にいらっしゃるお客様の中には、

「オーダーメイドした枕が体に合わない！」

とおっしゃる人がとても多いのです。

せっかくオーダーメイドの枕を作ったのに、なぜ体に合わない人が多いのかといえば、それは間違った悪い姿勢に合わせて枕を作ってしまっているからに他なりません。

たとえば、寝姿勢が悪く、肩こりがひどい人の首のカーブ具合と角度を計測して、その数値に合わせて枕を作って寝てもらっても、肩こりが解消できるはずはないわけです。

つまり、**オーダーメイドの枕を作るのであれば、お客様の現状の姿勢を把握して、それを正しい姿勢に正すように計算した枕を作らなければなりません。**

みなさんのオーダーメイド枕は大丈夫ですか？

高価な健康食品を購入しただけで安心してしまうのと同じように、誤った計算でつくられたオーダーメイド枕を無感覚に使い続けないようにしたいものです。

眠りの質を劇的に変える「寝姿勢」のまとめ

とりあえず、寝具の問題を棚上げして考えれば、最低限でも次の３点を守れていないと睡眠の質は向上せず、気持ちよく眠ることはできません。

1、あおむけで寝る
2、一晩に20回程度寝返りする
3、鼻呼吸をする

1と2については、すでにくわしく解説しましたが、本章の最後に改めて、正しくあおむけ寝をして適切な寝返りを打つためのイメージを固めておきましょう（3については、次章で解説します）。

視線はやや前方に向ける

寝床に入ったら、あおむけに寝ます。

そこで、一度目を閉じてみてください。

しばらくして、パッと目を開けてみましょう。

いかがでしょうか？

恐らく、みなさんの視線は垂直に真上を見上げてはおらず、少し前方を見ていると思います。

毎晩、**視線の位置は真上ではなく、やや前方を見ているような首のカーブ具合と角度で眠るようにしてください**（59ページで紹介した本を読む姿勢でチェックしていただいてもOKです）

枕は肩のラインにピタリとつけるように置く

次は、枕位置のチェックです。

枕に肩をのせてはいけません。

だからといって、**肩が枕から離れすぎてもいけません。**

肩のラインは、枕にピタリとくっついていて、きちんと枕が首の下にあるようにポジショニングしてください。

手のひらを上向きにする

普通、無意識にあおむけ寝すると、ほとんどの人は手の甲が上になると思います。

しかし、私が提唱する正しい寝姿勢では、**手のひらを返して上向きにして眠る**ように指導させていただいています。

横向き寝の習慣を送っている人は、あおむけに寝ると肩の下に数cm～10cmほどすき間ができ、二の腕が宙に浮くようになります。

その理由は、すでに解説したとおり、鎖骨が内側に湾曲してしまっているためです。

しかし、手のひらを上にしてみてください。

恐らく肩の下のすき間が少し狭まり、肩甲骨のあたりがジンワリとしてきて気持ちよく感じてくるはずです。

あおむけに寝て、手のひらを上にするだけで、鎖骨のラインが開いて呼吸も深く、大きくなってくるのです。

みなさん、この寝姿勢が深呼吸しているときと同じ姿勢であることにお気づきでしょうか。


大きく深く息をして酸素量を増やし、リラックス時に活発に働く副交感神経を優位にしようと思ったとき、私たち人間は自然に深呼吸をします。

つまり、**理想的な寝姿勢とは、深呼吸する姿勢とほぼ同じ**なのです。

理想的な寝姿勢は、「深呼吸」と同じ姿勢！

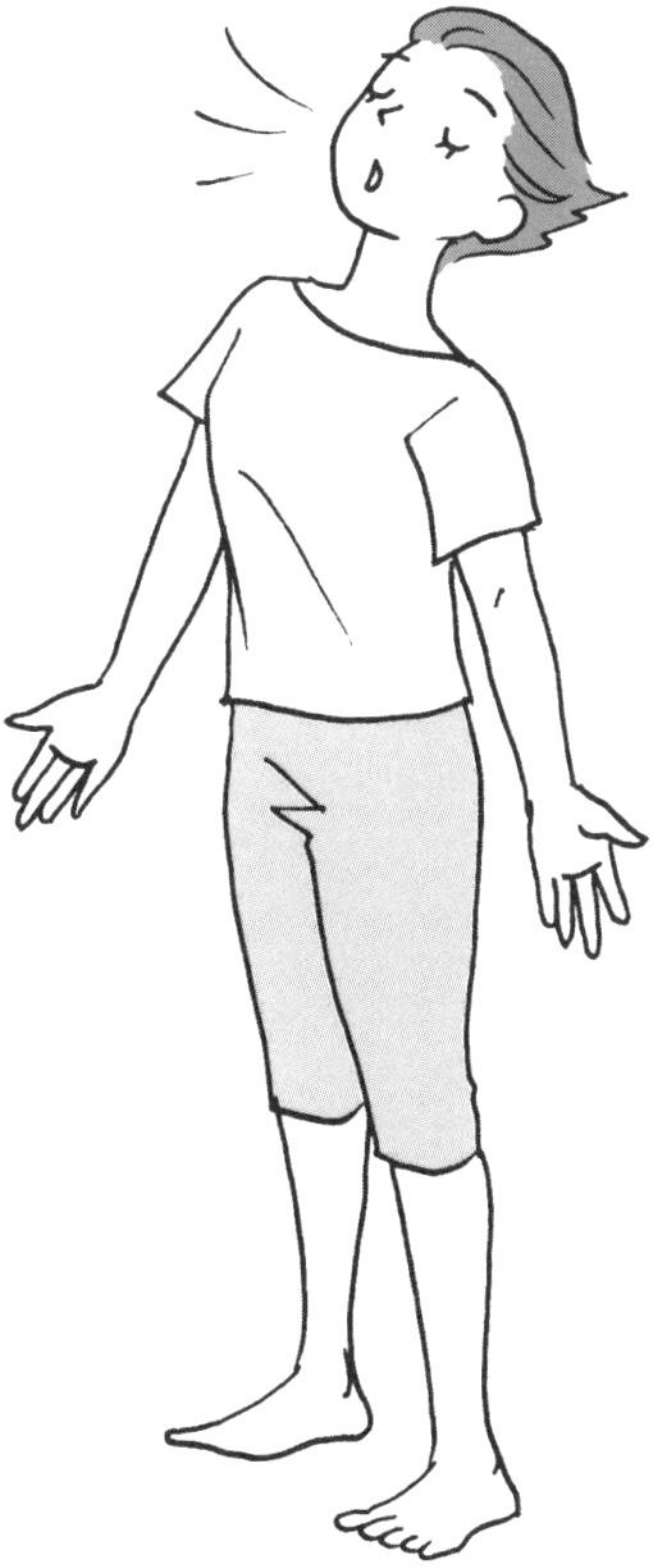

手のひらを上にして寝るだけで、鎖骨が開き、深く大きく呼吸ができるようになる。肩こりや頭痛の解消にもつながる

横向き寝の習慣によって、鎖骨が湾曲してしまうとさまざまな健康上のリスクが生まれてしまうことは、すでにお話ししたとおりです。

しかし、**手のひらを上に向けて寝るだけで、鎖骨がグッと開き、肩こりが一気に解消されるかのようなジンワリとした快感を覚えるはずです。**

毎日、手のひらを上にして寝て、肩甲骨と肩のラインを開く習慣を身に着ければ、徐々に鎖骨の湾曲は元に戻り、肩の下の空間が狭まって二の腕は床にピタリとくっつくようになります。

同時に頭の位置はだんだん後ろの位置に戻っていき、猫背も解消されて昼間の姿勢も美しくなります。

足は逆ハの字に開く

足が内股、もしくはまっすぐになっている人は、**足をやや逆ハの字に開いて眠る**習慣を続けてください。

横向き寝やうつぶせ寝を続けてきた人が足を逆ハの字に開いて眠ると、はっきりいって違和感を覚えると思います。

入眠した途端に、再び内股や足がまっすぐに戻ってしまうかもしれませんが気にする必要はありません。

毎日続けていれば、必ず逆ハの字のまま眠れるようになります。

毎晩、就寝前に寝返りトレーニングをおこない、就寝するときにはあおむけに寝て、視線はやや前方に向け、枕は肩のラインにピタリとつけて置き、手のひらを上にして、足を逆ハの字に開いて入眠するようにしてください。

みなさんの体は、必ず健康に適した姿勢を覚えています。

体がよろこぶ姿勢で就寝すれば、睡眠中に必ず正しく修正されます。

１分睡眠の寝姿勢は、眠りながらできる最強の健康メソッドなのです。

アップするルール10

ひとつでも多く実践すれば
睡眠の質はグッと上がる！

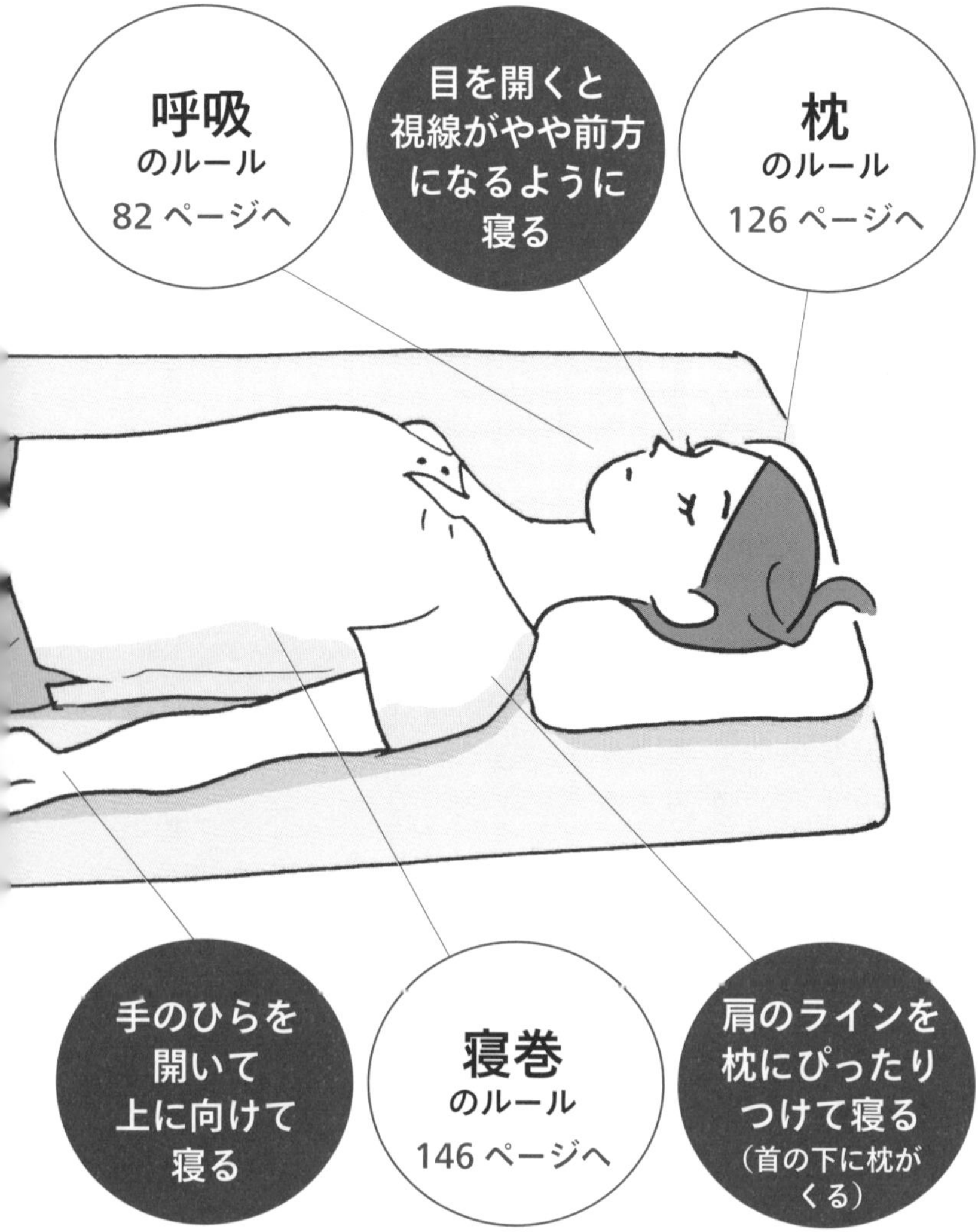

呼吸のルール
82 ページへ
目を開くと視線がやや前方になるように寝る
枕のルール
126 ページへ
手のひらを開いて上に向けて寝る
寝巻のルール
146 ページへ
肩のラインを枕にぴったりつけて寝る
（首の下に枕がくる）

１分でできる！睡眠の質を

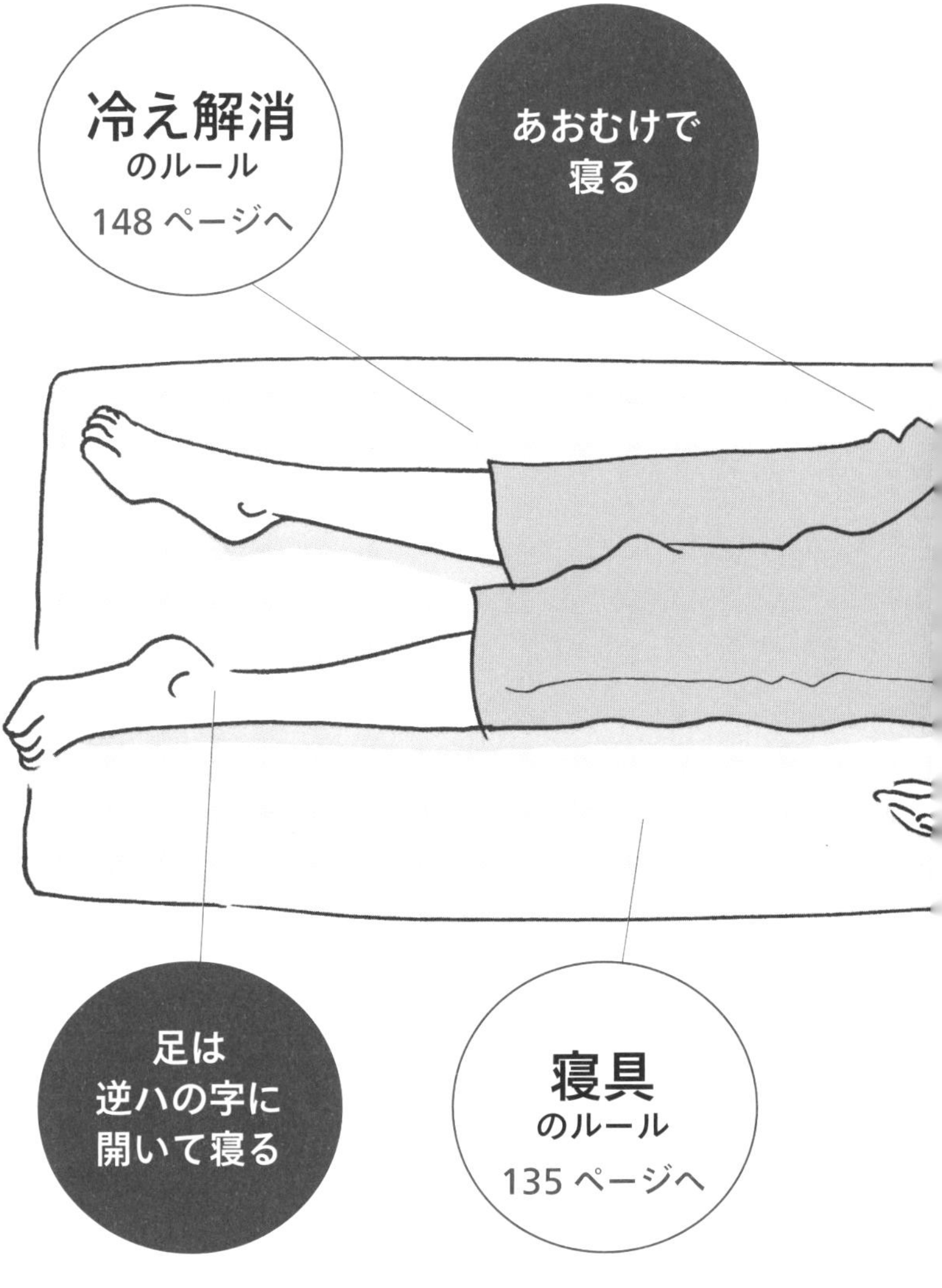
冷え解消
のルール
148 ページへ
あおむけで
寝る
足は
逆ハの字に
開いて寝る
寝具
のルール
135 ページへ

第3章

眠りの質を劇的に変える「呼吸」のルール

◐睡眠の質は呼吸次第で決まる

正しい寝姿勢については、すでにご理解いただけたと思います。

寝姿勢の次に注意が必要なのは、**呼吸**です。

くり返しになりますが、横向き寝やうつぶせ寝の習慣の人は、鎖骨が内側に湾曲して肺が縮こまり、睡眠中も呼吸が浅くなるため、交感神経が優位になりがちです。

交感神経は活動中に優位になる自律神経ですので、本来であれば、睡眠中はリラックス時に働く副交感神経が優位になっていなければいけません。

つまり、呼吸の仕方が悪ければ、睡眠の質はどうしても低くなってしまうのです。

呼吸のせいでリラックスできないまま眠っている人は、自分ではよく眠れているつもりでも、起床しても疲れがとれなかったり、筋肉が緊張して体がこわばったり、激しく歯ぎしりしていたりします。

まさに**睡眠の質は、呼吸次第で決まる**といっても過言ではありません。

寝姿勢が悪いと口呼吸になる

質の高い睡眠をとるためには、呼吸は鼻から吸う……鼻呼吸でなければなりません。

しかし、残念ながら、現代人には口呼吸をしている人が増えています。

なぜ、口呼吸の人が多いのでしょうか？

この問題にも、睡眠が深く関係しています。

あおむけ寝ではなく、横向き寝やうつぶせ寝の習慣になると寝姿勢が悪いために、睡眠中に口が開いてしまうのです。

睡眠中に口が開いて口呼吸するようになると、呼吸で使われなくなった鼻の中に炎症が起きてしまい、やがて鼻腔の呼気の通りが悪くなります。

鼻の通りが悪くなるので、その後も口で呼吸するクセが染みついてしまうのです。

◐口呼吸はアレルギー性疾患の原因になる

私のお客様の中には、口呼吸が原因で喘息を患ってしまった人もいます。

原因は、ダニです。

口呼吸で眠っていて、布団に生息しているダニを吸い込んでいたのです。

その方の周辺を調査してみると、日に干す習慣のなかった布団にダニがたくさん生息していて、病院の検査でもダニアレルギーの数値が高くなっていることが判明しました。

つまり、口呼吸と悪い睡眠環境のせいで喘息になってしまったわけです。

36ページでアトピー性皮膚炎についても触れましたが、**口呼吸と睡眠環境の悪化によって、アレルギー性疾患が増えるのは確かなように思います。**

口呼吸ではなく、鼻呼吸をしていれば、鼻の粘膜や繊毛がダニや細菌、カビなどのアレルゲンの混入を防ぎ、鼻水にからめて排出してくれます。

ぜひ鼻呼吸をとり戻して、睡眠の質をアップしましょう。

鼻呼吸で睡眠の質をアップする

口呼吸の習慣を改めて、鼻呼吸に戻すためには、就寝時に気道を閉じる習慣を身に着けるようにしてください。

やり方は、とても簡単です。

寝床にあおむけに寝て、歯をしっかり閉じ、舌を丸めずに硬口蓋（上あごのドームの天井）にペタリとつけ、鼻だけで呼吸（空気を鼻で吸い、鼻ではく）して入眠します。

この習慣を身に着けて入眠すれば、眠った後に口がひらいても気道が閉じたままちななり、鼻呼吸が保たれて口呼吸に戻ることはありません。

睡眠の質を高めるためには、腹式呼吸がよいという方もいますが、腹式呼吸は鼻から吸って口からはくので、入眠した途端に口呼吸に戻ってしまうことが多いようです。

睡眠中はもちろん、起きている昼間も意識的に鼻呼吸をおこなってください。

もし、鼻が詰まって鼻呼吸しにくい人は、ゆっくり入浴しながら鼻で湯気を吸ったり、温かい食べ物を食べると鼻の通りがよくなり、鼻水も出なくなりますのでお試しください。

花粉症対策としておこなわれる鼻うがいも、鼻の通りをよくするために有効です。

鼻呼吸をとり戻す習慣

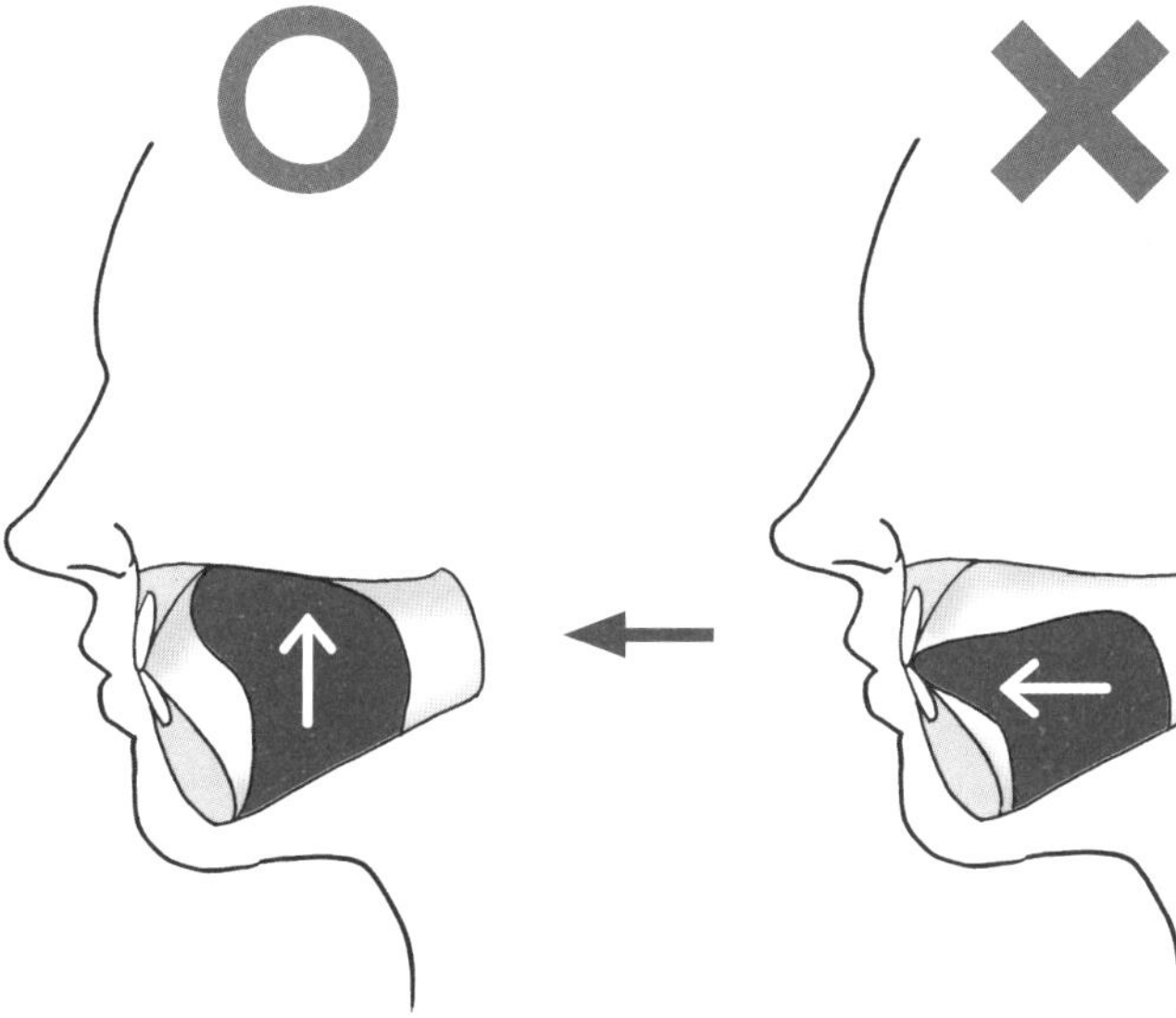

鼻呼吸をとり戻す
舌の位置

口呼吸してしまう
舌の位置

舌を硬口蓋につけたまま、鼻だけで呼吸をしながら入眠する。気道が閉じたまま眠れるため、鼻呼吸をとり戻せる

出典：医療法人社団記念歯科ホームページ内「あなたの舌は、どこにおいてますか？（正しい舌の位置）」の図を参考に作画

アップするルール10

ここまで実践できれば
理想の睡眠まであと一歩！

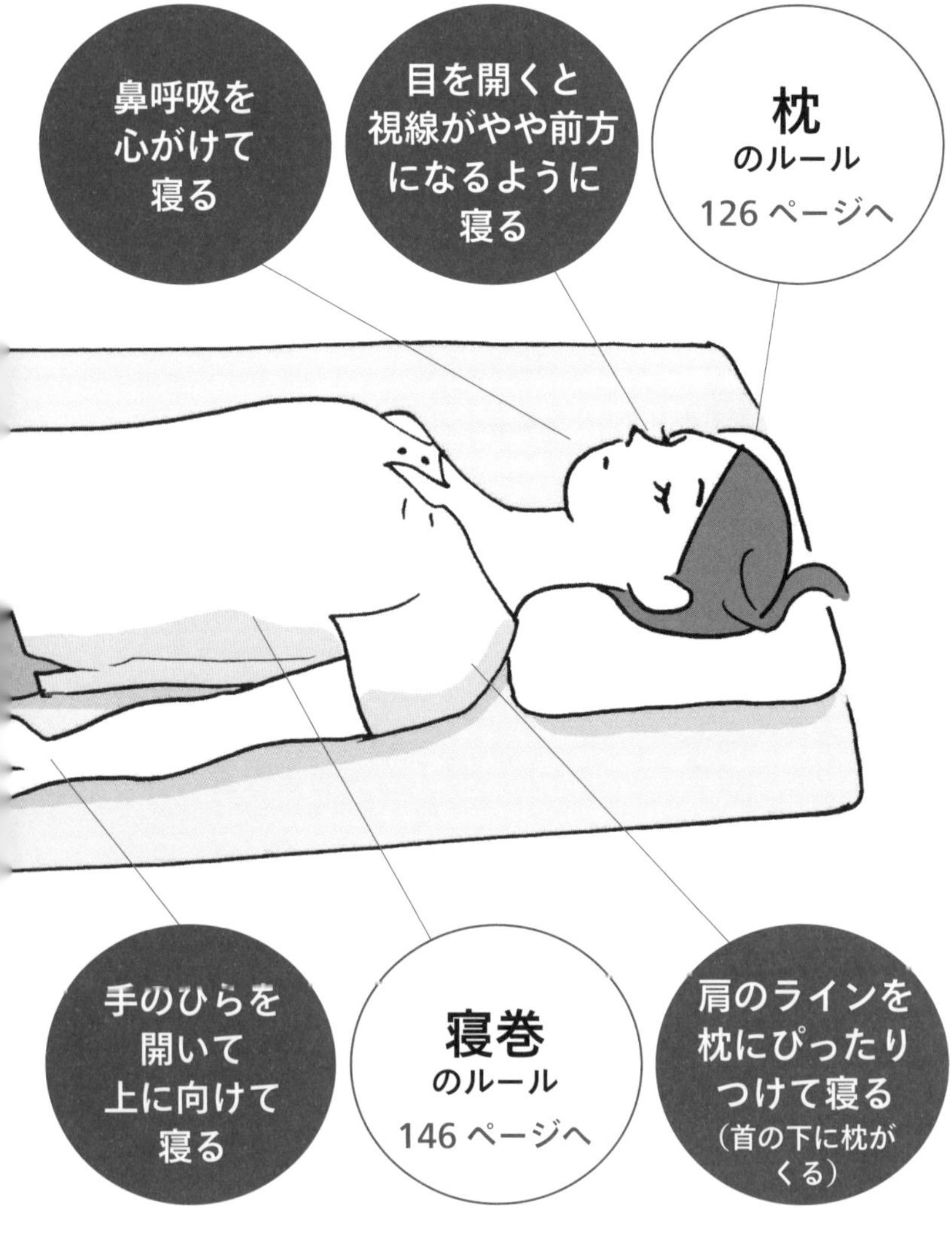
鼻呼吸を心がけて寝る
目を開くと視線がやや前方になるように寝る
枕のルール 126ページへ
手のひらを開いて上に向けて寝る
寝巻のルール 146ページへ
肩のラインを枕にぴったりつけて寝る（首の下に枕がくる）

１分でできる！睡眠の質を

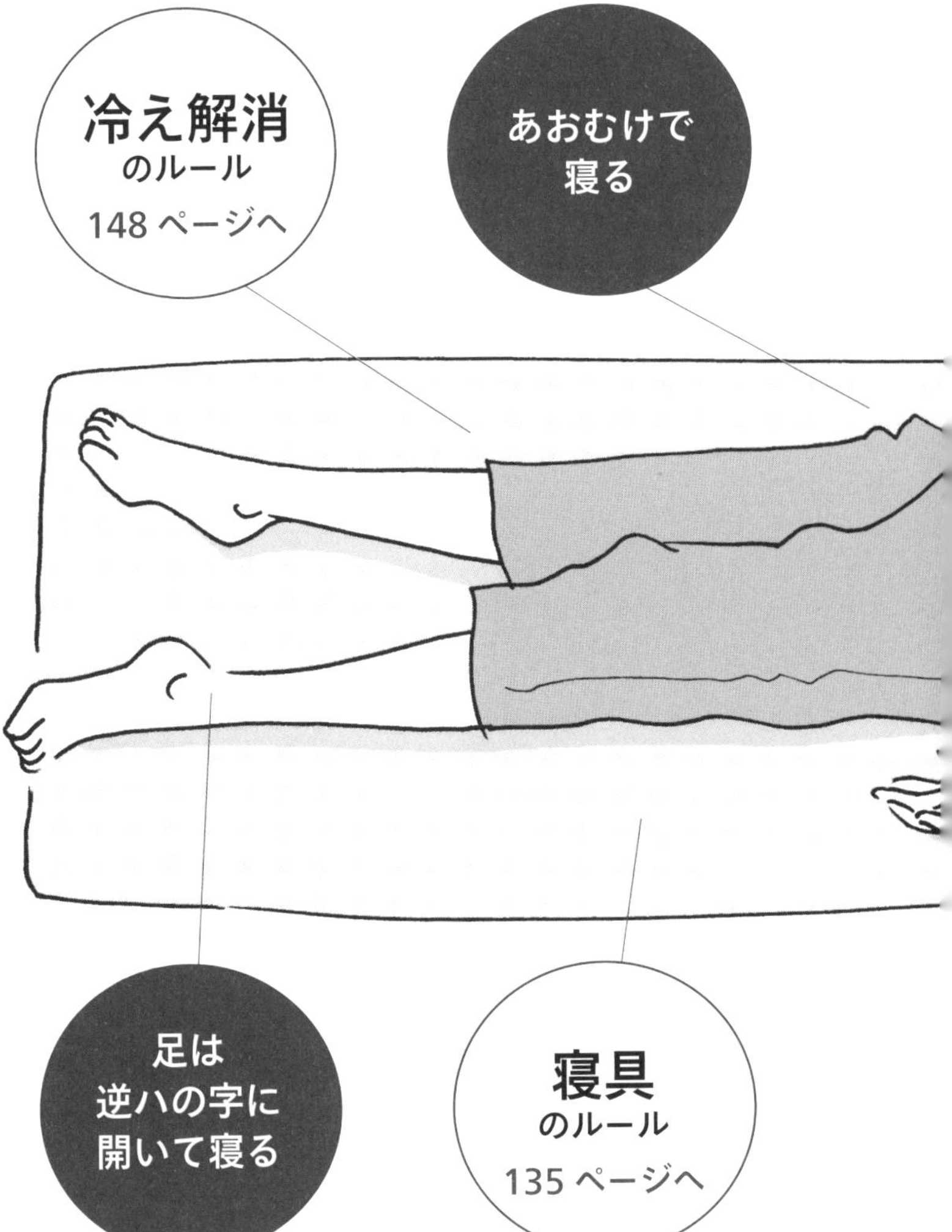
冷え解消
のルール
148ページへ
あおむけで
寝る
足は
逆ハの字に
開いて寝る
寝具
のルール
135ページへ

第4章

眠りの質を劇的に変える「生活」のルール

肉体よりも精神が疲労している現代人

きちんと夜眠くなり、気持ちよく入眠するためには、日中にしっかり活動して適度な疲労感を得ることも大切です。

ここでいう適度な疲労感とは、もちろん肉体疲労のことです。

自動車や電車での移動が当たり前になる以前の古人は、どこにいくにも歩いていくしかなく、電気がない街は日暮れとともに真っ暗闇でした。

昼間の活動時にはヘトヘトになるまで歩き、働き、日常生活を送るにしても体力をたくさん消費していたことでしょう。

暗くなる前に我が家に戻り、夕飯を済ませばあとは寝るだけで、寝床に入った瞬間にグーグー気持ちよく入眠できたはずです。

しかし、私たちが生きる現代社会では、あらゆる文明が発達して、移動や生活に体力を費やすことは少なくなりました。

一見、ラクに生きているはずの現代人ですが、あらゆる情報があふれ、人間関係も複雑になり、精神的ストレスは増える一方です。

さらに街は真夜中でも煌々とした光に満ち、コンビニエンスストアにいけば24時間ショッピングが可能です。

テレビやパソコンだけでなく、寝床に持ち込めるスマートフォンまで普及しているため、私たちはそれこそ「寝る間もない世界」に生きているのです。

こうして**肉体は疲れていないのに、精神ばかりがヘトヘトに疲労している現代人ばかりとなり、不眠に陥る人が増加しています。**


睡眠の質を高めるためには、適度な肉体疲労を得ることとともに、入眠の妨げとなる精神疲労の蓄積は避けることが重要です。

この章では、運動編、食事編、睡眠準備編、睡眠編の4編に分けて、睡眠の質を向上させる生活のルールを挙げてみたいと思います。

運動編　有酸素運動をする

きちんと夜眠くなり、気持ちよく入眠するためには、日中にしっかり体を動かして、適度な肉体疲労を得ることが大変重要です。

一日中、室内に閉じこもってパソコンやスマートフォンに向き合ってばかりでは、精神的ストレスを受け続けて、精神疲労ばかりが蓄積してしまいます。

体はぜんぜん疲れていないのに、頭はへとへとに疲れている……という状態ほど、睡眠の質を低下させるコンディションはないのです。

肉体疲労といっても、ウォーキングやサイクリング、軽い水泳や体操など、**息の切れない有酸素運動をおこなえばＯＫ**ですので、つらいことは何もありません。

息が切れるようなハードな無酸素運動は、交感神経を刺激したり、過度な疲労を抱えることになり、逆に眠りを妨げてしまうので注意しましょう。

有酸素運動の習慣を！

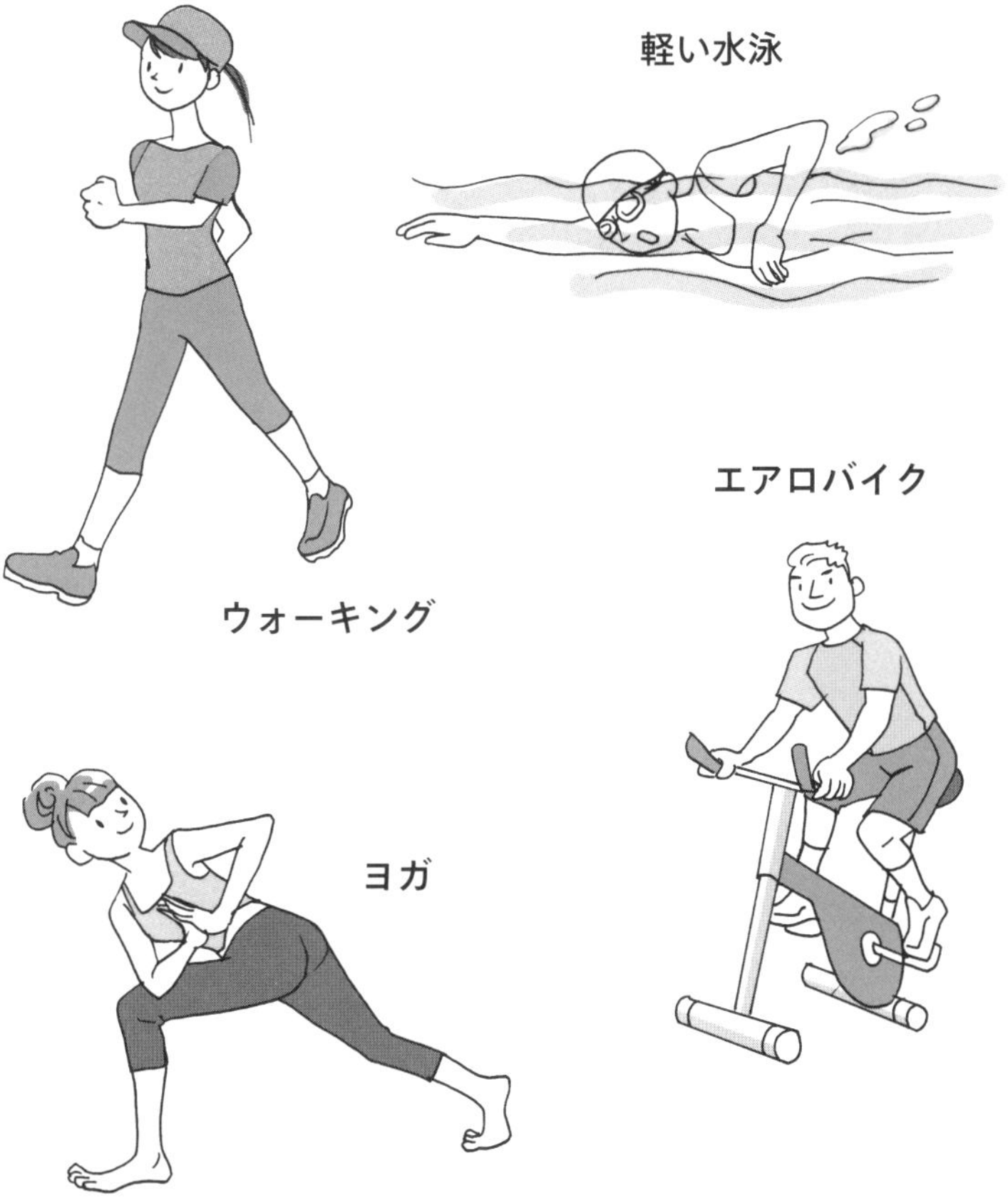

睡眠の質を上げる運動は、息が切れない程度の有酸素運動がおすすめ。ハードな運動は、逆効果なので注意する

運動編

家事や通勤を運動に変える

「忙しくて、ウォーキングなどしていられない！」
「病み上がりで体力がないので、運動はムリだ……」
「雨の日はどうすればいいの？」

そんなときには、改めて運動するのではなく、**家事や買い物、通勤などを工夫して、有酸素運動にチェンジしてみませんか？**

アイデア次第で、たいていのことは運動に変換できます。

たとえば、買い物です。

いつも自転車で行くところを徒歩に変え、ショッピング後の買い物袋を軽いダンベル代わりに持ち上げる……などを片手間でおこなうだけでも、睡眠の質を向上させるための運動としては十分機能します。

アイデア次第で家事も運動になる

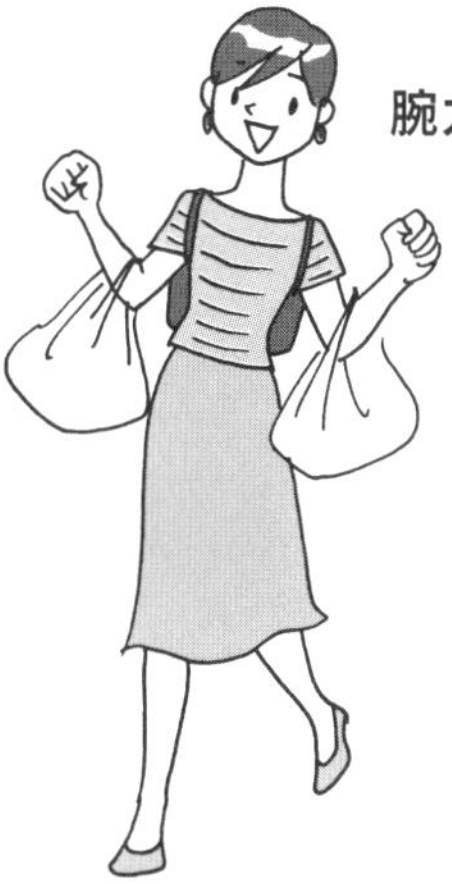
腕力アップ！

買い物は、歩いて行く。買ったものは、２つの袋に分けてダンベル代わりにして、軽く筋トレする

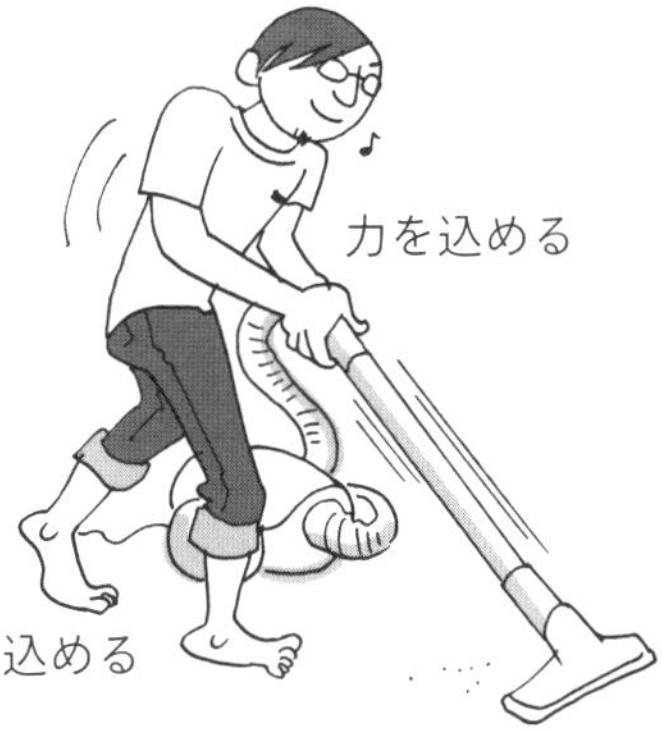
腕力アップ！
力を込める
力を込める

掃除は、意識的に胸や腹、腕や足の筋肉に力をこめておこなうことで運動になる

運動する時間がとれないときには、ちょっとしたアイデアで家事や通勤を運動に変えるとよい。「楽をしない」意識で生活すればＯＫ

運動編

寝具店「ねむり家」式睡眠体操
肩回し体操

寝具店「ねむり家」式睡眠体操は、私自身が考えて実践してきた、心地よく入眠するために役立つ運動です。

肩回し体操と**足ぐりぐり体操**（100ページ参照）の2つの体操をご紹介しますが、どちらも拍子抜けするほど簡単なトレーニングです。

しかし、実はともに正しい寝姿勢に導くように計算された動きですので、ぜひ毎日続けてみてほしいと思います。

肩回し体操は、長時間のデスクワーク、パソコンなどで疲れたときに、ちょっと手を止めておこなってほしい運動です。

座ったままでもおこなえますし、肩甲骨が動くことで肩こりの解消にも効果があります。

肩回し体操のやり方

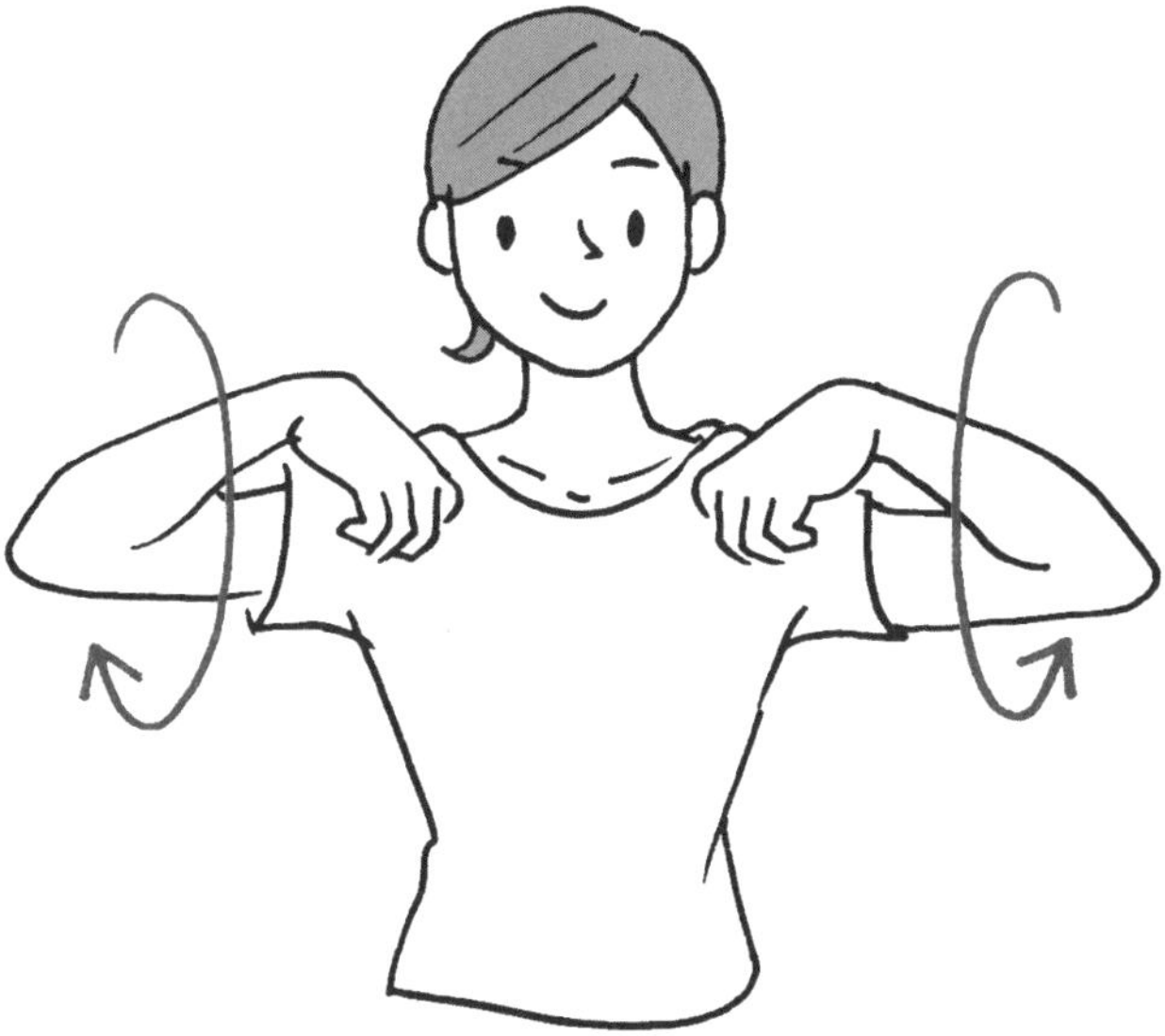

腕を肩の高さに上げて、グルグル回す。逆方向にもグルグル回す。肩甲骨をしっかり動かすイメージでおこなう

デスクワークやパソコン作業などを長時間おこなう際には、適宜おこなう。肩こりの解消にも効果があるので、１日数回おこなう習慣を

運動編

寝具店「ねむり家」式睡眠体操 足ぐりぐり体操

足ぐりぐり体操は、体の末端から中心部に向けて、血液やリンパ液などの体液の流れをうながす効果があります。

血流を促すことは、健康の基本です。

血行が滞りがちな体の末端から血液をしっかり流すことで、体温が上昇するだけでなく、体の内分泌力や免疫力も向上します。

もちろん、冷え性の予防改善にも効果的です。

いつでもどこでも実践していただける体操ですが、入浴中に泡立てた石けんを塗りつけながらゴシゴシおこなうとさらに効果的です。

しばらく湯に浸かり、体を温めてからおこなえば、血行がどんどん促進されて、すぐに体の中からもポカポカしてくるはずです。

足ぐりぐり体操のやり方

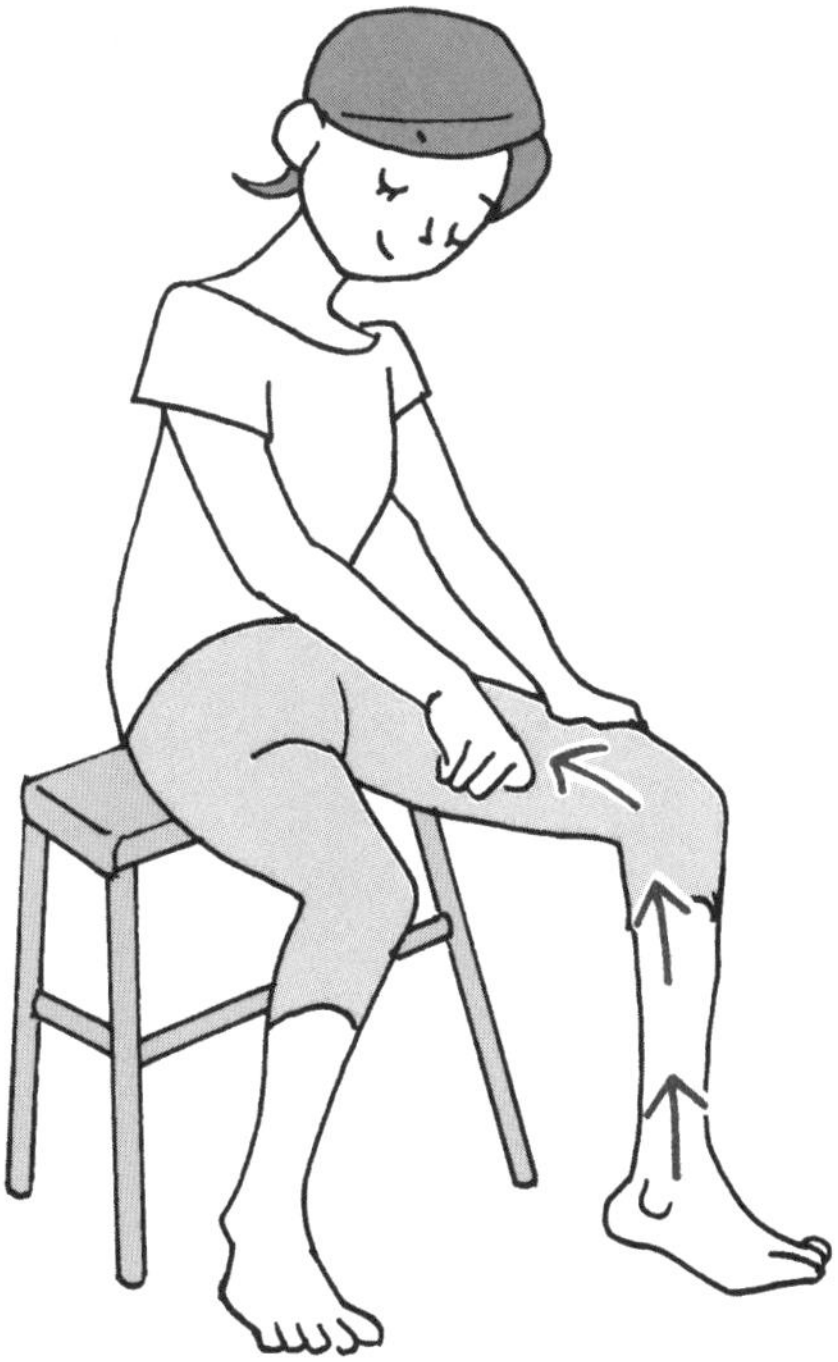

足先から脚のつけ根にかけて、グーに握った手でぐりぐりしごき、体液の流れを促す。入浴時に体を温めてからおこなうと、さらに効果的になる

リンパ液や血液の流れを促進する効果がある。冷え性を予防改善し、内分泌力や免疫力もアップして、健康にぐっすり眠れる

運動編

筋肉量不足によるエネルギー切れに注意する

人間は、食事で得たエネルギーを筋肉の働きによって燃焼させて、熱に変えることで生命活動を維持しています。

しかし、筋肉は常に使って鍛えていないと、運動不足や加齢などによってどんどん失われていってしまいます。

その結果、**筋肉量が不足すると、食事でエネルギーを摂っても代謝する力が低下するため、体の中で熱を作り出しにくくなって体温が低下してしまいます。**

33ページで解説したとおり、日中に高くなる深部体温が夜間に低くなる効果で、私たちは眠気を感じ、入眠に誘われるわけですが、もともとの平熱が低いとその効果を得ることができません。

毎日欠かさずおこなえば、軽めのトレーニングでも十分効果は見込めますので、筋肉量が不足にならないように運動しましょう。

筋肉が体温をつくる

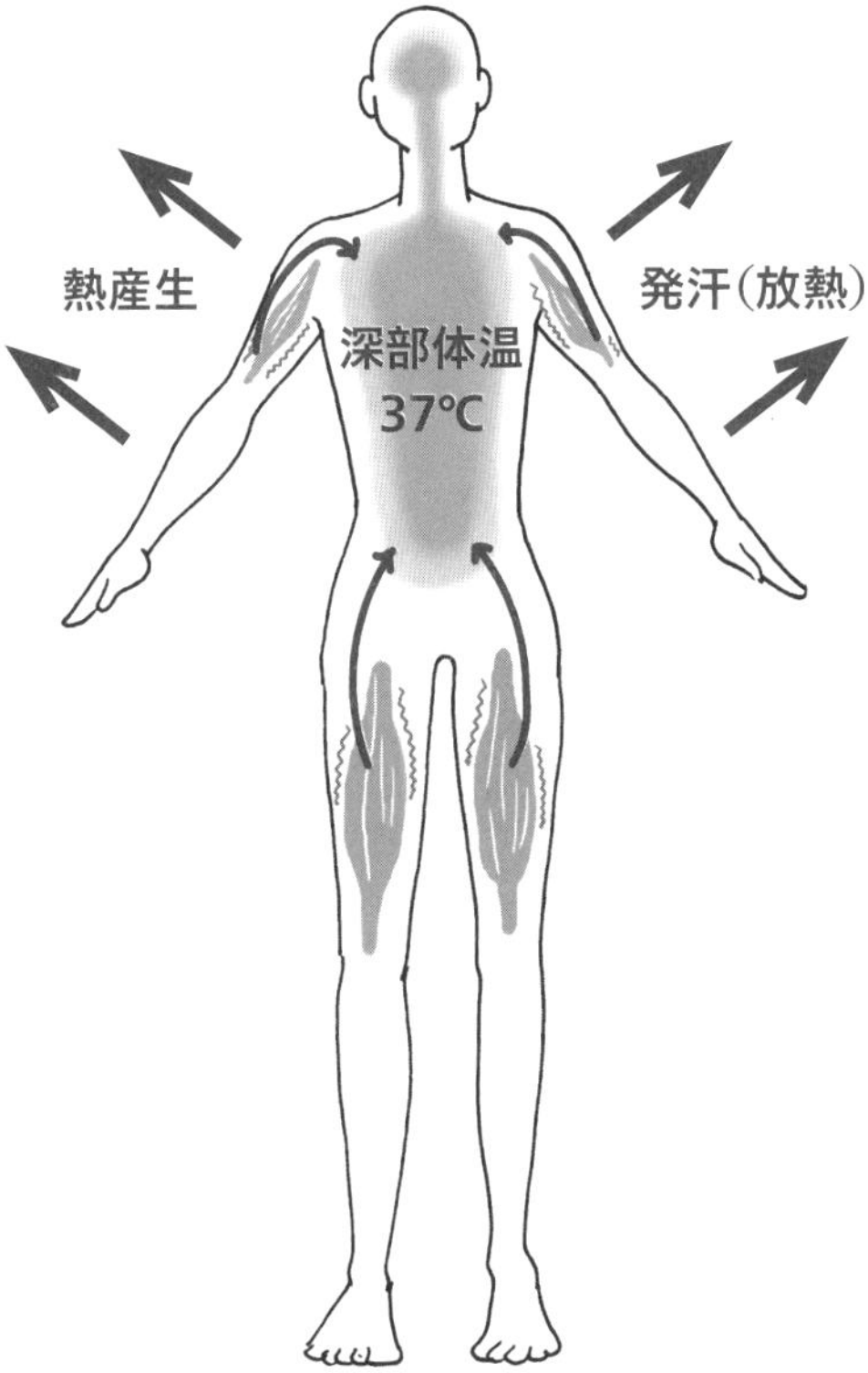

食事で摂取したエネルギーを筋肉が熱に変える。発汗等による放熱とのバランスで、深部体温は37℃程度に維持される

出典：野田市ホームページ内「身体の“熱”の発生源は筋肉」の図を参考に作画

食事編　バランスのとれた食生活をおくる

睡眠の質を向上させるための食生活は、特定の栄養素を多く摂取するようなものではありません。

私たちの体の細胞を形成するたんぱく質、エネルギー源となる糖質と脂質、三大栄養素のどれも不足してはダメですし、摂り過ぎてもいけません。

また、ビタミンやミネラル、食物繊維なども過不足なく摂取する必要があります。

昔と比べて体を動かさなくなっている現代人は、特に糖質の摂り過ぎに注意して、**肉や魚などのたんぱく質を50%、野菜を25%、炭水化物などの糖質を25%**の割合で摂る食事スタイルがオススメです。

飲酒については、適量であれば入眠しやすくなる効果もあるのでＯＫです。

ただし、飲み過ぎると夜中に尿意を覚えて目覚めてしまったり、肝臓や腎臓に負担をかけたりなど、マイナス効果を生むので注意してください。

バランスのよい食事をとる

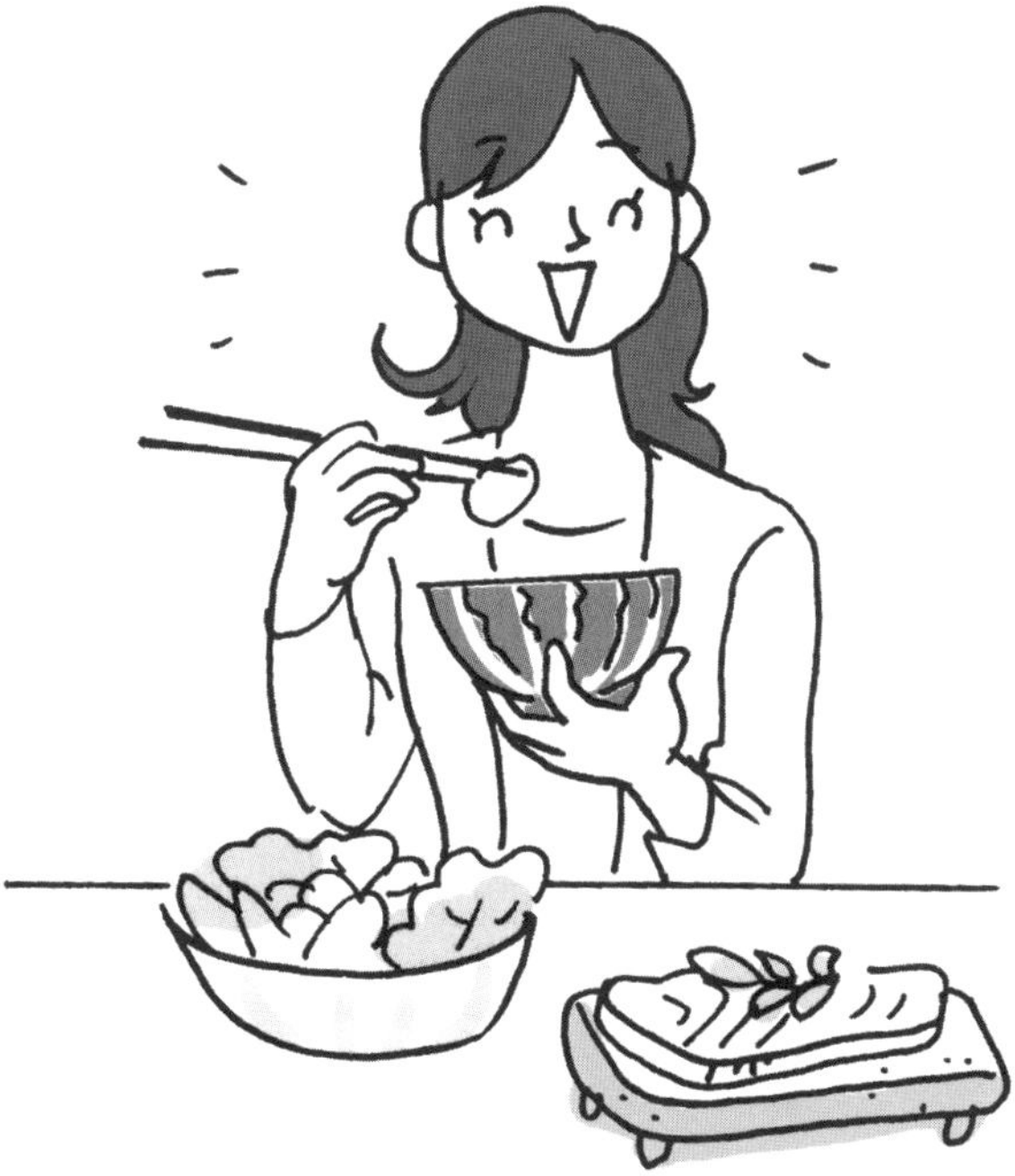

偏った栄養素に頼るのではなく、肉や魚、野菜、ごはんをバランスよく食べることが大切！
栄養不足はもちろん、食べ過ぎにも注意する。
日本人は、ごはんなどの炭水化物を摂り過ぎる傾向があるので、たんぱく質の割合を増やすと、よい睡眠を実現できる

食事編

1日3食で生活のリズムを守る

40ページでも触れましたが、私たち人間は、朝日が昇るとともに起き、太陽が沈めば眠るという体内時計……**サーカディアンリズム**に従って生命活動を送るように体がプログラミングされています。

1日3食の食事を同じ時刻に摂ることで、この体内時計のリズムを守ることができます。体内時計のリズムは、自律神経のリズムにも連動し、大きな影響を与えているため、なるべく規則正しい生活習慣を送ることで、私たちは夜が更けると眠くなり、明け方になると自然に目が覚めやすくなります。

つまり、**1日3食の食事を規則正しく食べることは、睡眠の質を向上させることに役立つ**のです。

食事は１日３食を同じ時刻に摂る

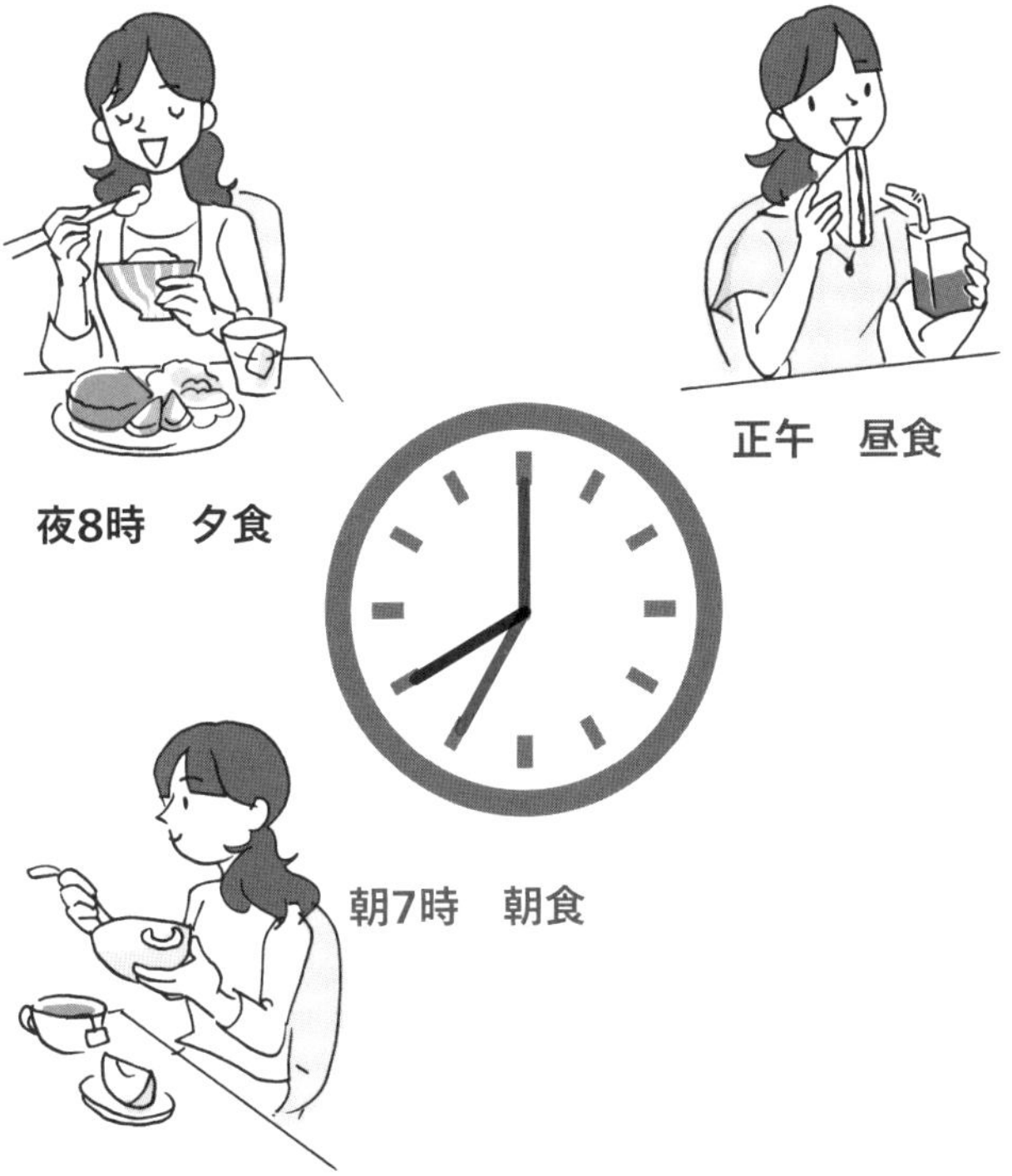

１日３食の食事を決まった時刻に摂って、体内時計のリズムを守ることで、睡眠の質はアップする！

食事編

ダイエットによるエネルギー切れに注意する

　ダイエットという言葉は、健康的な響きをともなって聞こえてきますが、やり方を間違えれば、睡眠の質を著しく低下させる可能性もあるので注意が必要です。

　特に危険なのは、過度なダイエットです。

　最近の若い女性が理想とするモデル体型は、栄養失調と変わりません。

　実際、私のもとを訪れる不眠に悩むお客様の中にも、過度のダイエットによってエネルギー切れとなり、平熱が下がってしまった女性がいらっしゃいます。

「羽毛布団に包まっても、寒くて仕方ないんです……」

　そういって、当店にいらっしゃいましたが、エネルギー不足で基礎代謝力が低下すれば、どんなに極上な羽毛布団に包まっても温かく眠ることなどできません。

　電気毛布とは異なり、羽毛布団の温かさは眠っている人の体温があってこそなので、**過度なダイエットでエネルギー切れにならないように注意しましょう。**

モデル体型は、やせ過ぎ！

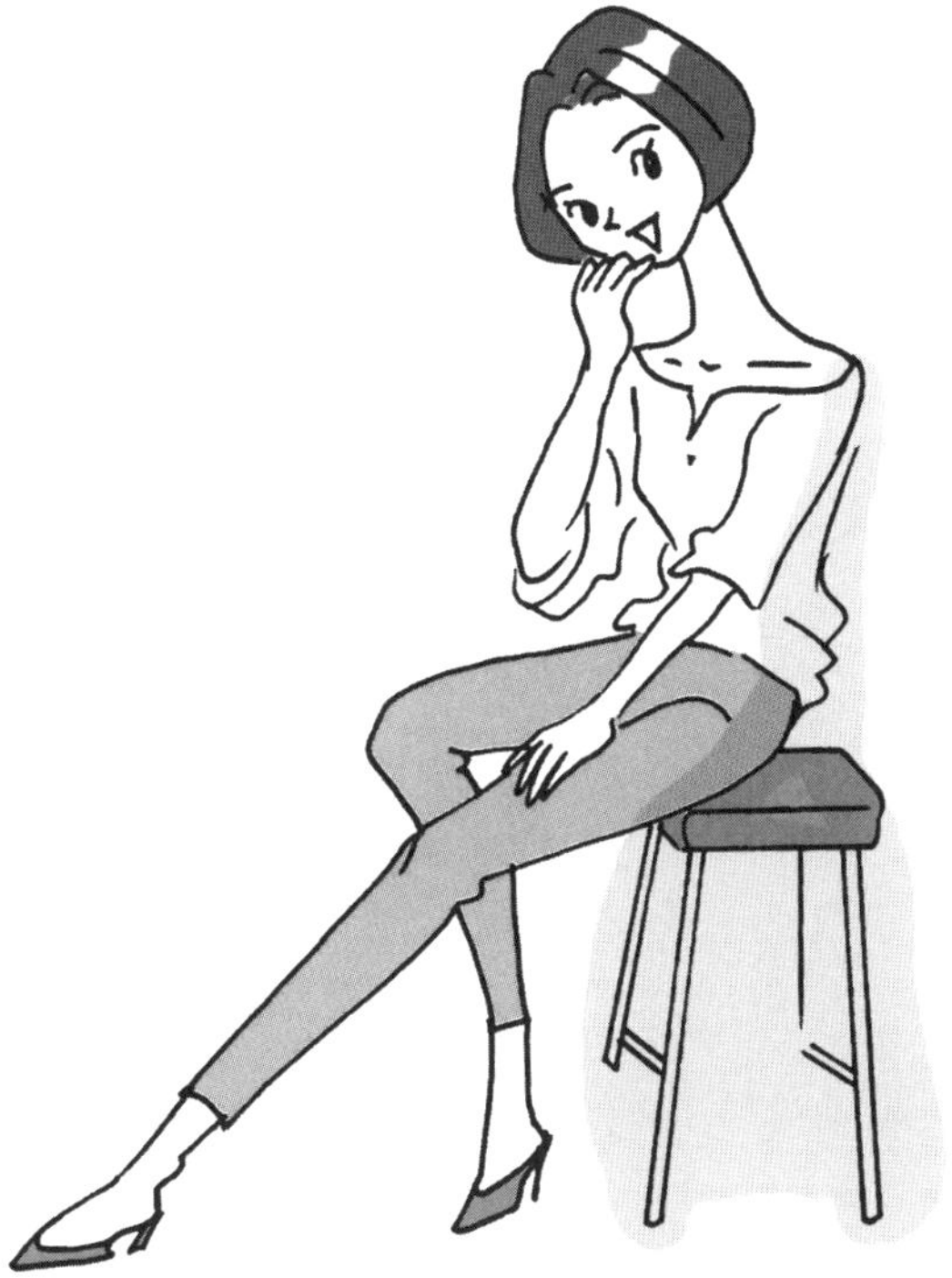

過度なダイエットは、平熱を下げてしまう原因となる。モデル体型は、やせ過ぎているので、ダイエットのし過ぎに注意する。食事量が少な過ぎると、筋肉量が減少して不眠をまねき、心と体のバランスが崩れて不調や病気の原因になる

睡眠準備編

シャワーだけで済まさずに入浴する

とにかく忙しい現代人は、湯船に湯をはっての入浴はせずに、シャワーだけで済ませてしまう人が少なくありません。

33ページで解説したとおり、私たちの体は日中に高くなる深部体温が夜に下がり、逆に体表の皮膚体温が放熱のために温かくなることで眠気を覚えます。

就寝する1時間ほど前に入浴して、深部体温を一時的に上昇させると、この上昇が呼び水となって、寝床に入る頃に穏やかに下げることができます。

つまり、就寝の1時間ほど前に入浴すると入眠しやすくなるのです。

シャワーを浴びるだけでは、この効果を得られないばかりでなく、逆に自律神経を刺激して覚醒させてしまう可能性もあります。

睡眠の質を向上させるためには、少し汗をかく程度、40℃位のぬるめの湯にゆっくり浸かる入浴習慣をオススメします。

睡眠の質を高める入浴ルール

「シャワーだけ」は×

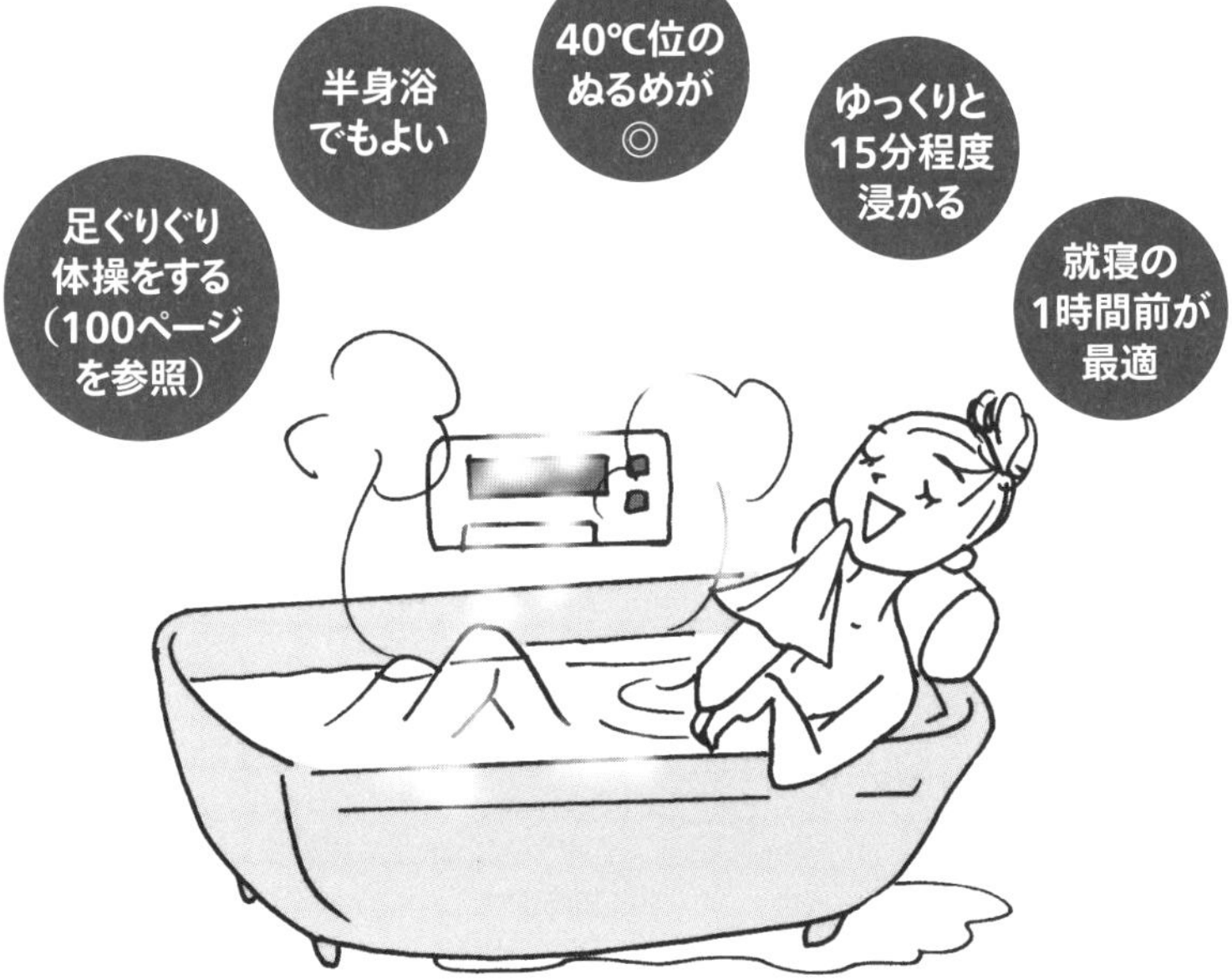
足ぐりぐり体操をする（100ページを参照）
半身浴でもよい
40℃位のぬるめが◎
ゆっくりと15分程度浸かる
就寝の1時間前が最適

顔から汗がにじむまで入浴すれば、
体は十分温まっている

シャワーだけで済まさずに、就寝の１時間前に湯に浸かる。高温の湯では交感神経が刺激されてしまうので、ぬるめの湯にゆっくり入浴するとよい

睡眠準備編

ブルーライトに注意する

パソコンやゲーム機、スマートフォン、蛍光灯など、私たちの周りには、ブルーライトを放射する電化製品があふれています。

ブルーライトには、睡眠に誘うホルモン・メラトニンの分泌を抑制してしまう効果があるため、少なくとも就寝する1時間前にはシャットアウトする必要があります。

特に注意したいのは、スマートフォンの扱いです。

スマートフォンを枕元に置いて、目覚まし時計の代わりに使っている人は多いと思いますが、はっきりいってオススメしません。

朝、目覚めたときであればまだよいのですが、夜中に目が覚めたときにスマートフォンで時刻を確認すると睡眠欲が阻害されて、睡眠の質が低下してしまいます。

就寝の1時間前から起床時までは、電源をオフにしたほうがいいでしょう。

就寝の１時間前にブルーライトをオフにする

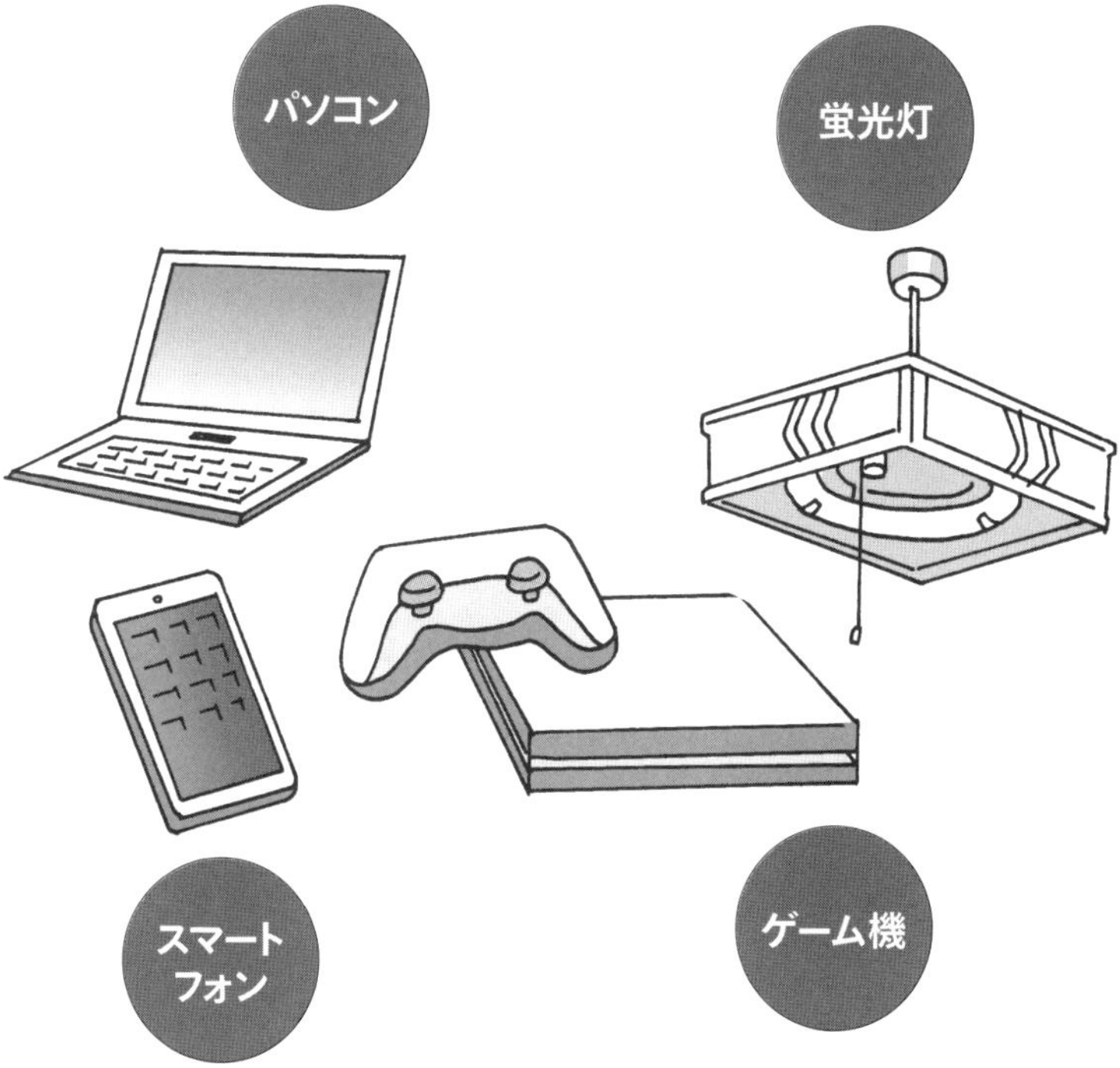

ブルーライトは、メラトニンの分泌を抑制して、睡眠を質を下げてしまう。就寝する１時間前には、オフにする

くり返しになりますが、私たち人間は、太陽の動きとともに生きるサーカディアンリズムによって生命活動を送っています。

それは部屋の明かりにも少なからず影響を受けるので、就寝前のひとときに強い照度の明かりに照らされると睡眠の質が低下してしまう可能性は否定できません。

睡眠準備編 明かりを落として寝る

理想的にいえば、**就寝の1時間前からは部屋の明かりの照度を落とした環境で過ごすほうがよい**でしょう。

もちろん、**就寝時には部屋の明かりは消してください**。

もし、部屋が真っ暗闇になって不便であったり、逆に緊張を覚えるようでしたら、豆球の明かりだけをつけて就寝します。

もちろん、ブルーライトを放つ蛍光灯はNGです。

明かりを消して就寝する

心が弱っていると、照明やテレビを
つけっぱなしで眠りがちなので注意しよう

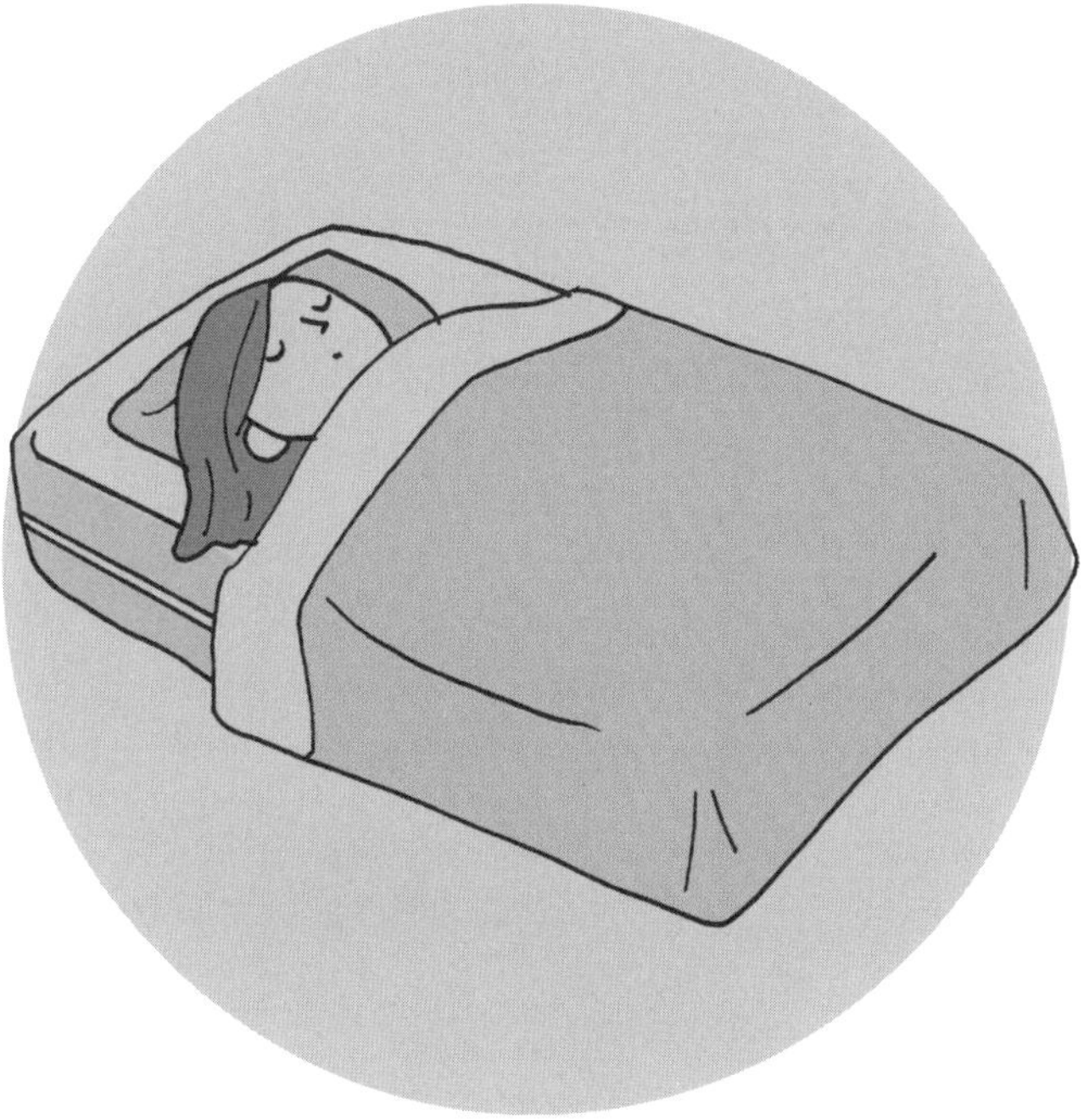

寝室の明かりは消して、就寝する。暗過ぎて不便な場合や緊張してしまうときには、豆球だけをつけて、薄暗くして眠るとよい。また、夜勤などの都合で昼間に眠る場合は、遮光カーテンなどによって陽光をしっかりカットして眠るようにする

睡眠編 毎日きちんと寝る

平日は忙しくて睡眠時間が短いので、週末は午後までたっぷり眠るという生活習慣を送っている人がいますが、それは完全にNGです。

数年前に「睡眠負債」というワードが流行語になりましたが、睡眠時間の不足は、その後にいくら多く眠っても埋め合わせることはできません。

単刀直入にいえば、**寝だめはできない**のです。

大切なことは、毎日きちんと6時間以上の睡眠をとり、なるべく毎日同じ時刻に就寝、起床する規則正しいサイクルで生活することです。

また、「自分は睡眠時間が少なくて済むショートスリーパーだ」という人もいますが、確かにショートスリーパーは存在するものの、それは極々少数で多くの人は思い込みに過ぎません。

睡眠は「寝だめ」できない！

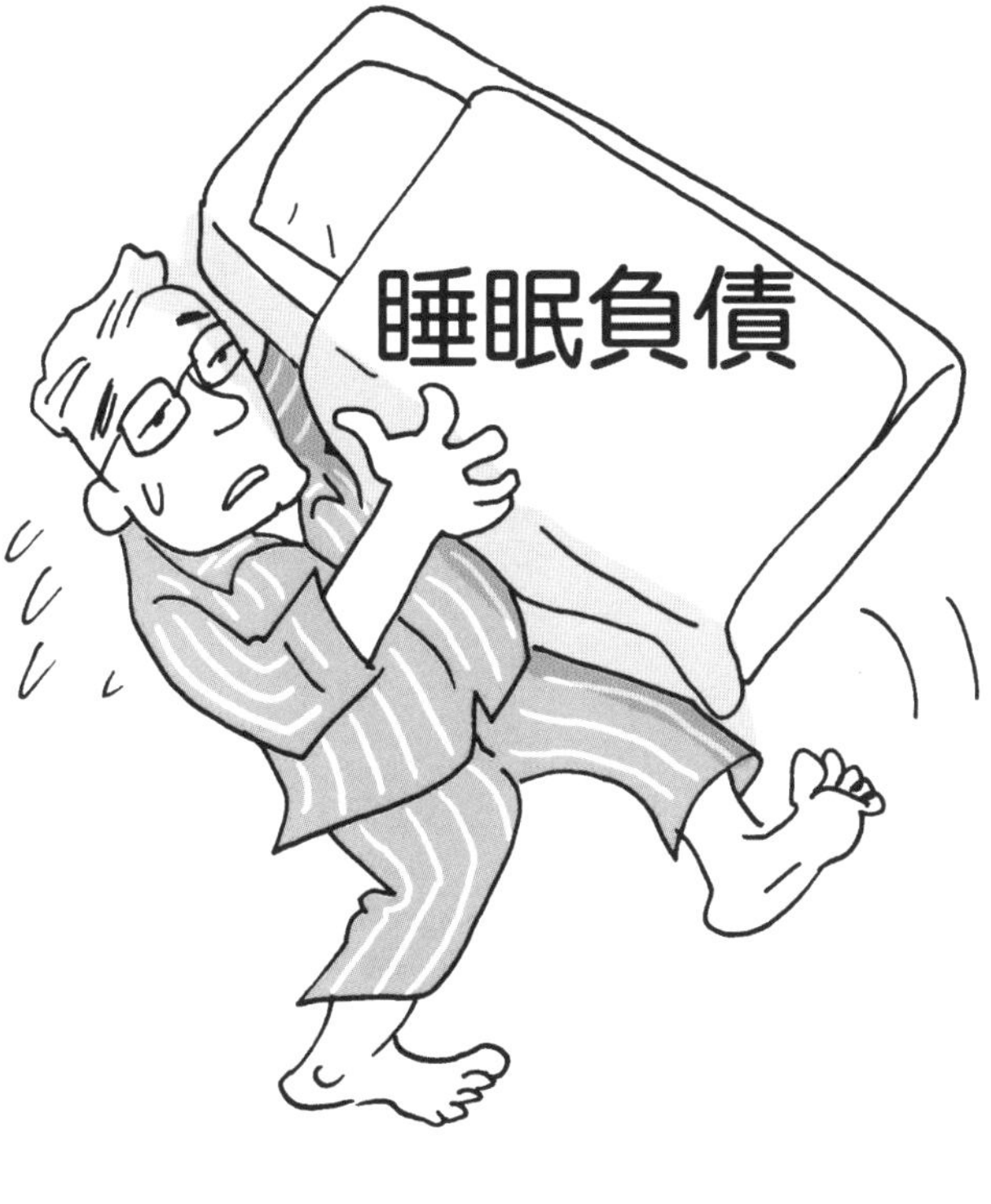

睡眠不足による健康上のマイナスは、その後に長時間眠っても補うことができない。寝だめせず、毎日６時間以上眠ろう

睡眠編　朝日を浴びる

メラトニンというホルモンは、夜になると分泌量が増えて私たちを睡眠に誘い、睡眠中は明け方にかけて分泌が減少していき、やがて目覚めに導きます。

このメラトニンの分泌は、サーカディアンリズムにも影響を受けていて、体内時計のリズムにも深く関与しています。

メラトニンの分泌は、朝日を浴びるとピタリと止まって体内時計をリセットし、その14～16時間後に分泌が増加して、睡眠へと誘うという性格をもっていて、この機能をメラトニン・タイマーと呼びます。

つまり、**きちんと夜眠くなるためには、起床時にしっかり朝日を浴びてメラトニン・タイマーをオンにし、体内時計をリセットする必要がある**のです。

晴天であれば文句なしですが、雨天や曇天時の明るさでもメラトニン・タイマーは機能するので、**朝起きたらすぐにカーテンを開けて朝日をたっぷり浴びましょう。**

朝日を浴びてメラトニンタイマーをオン！

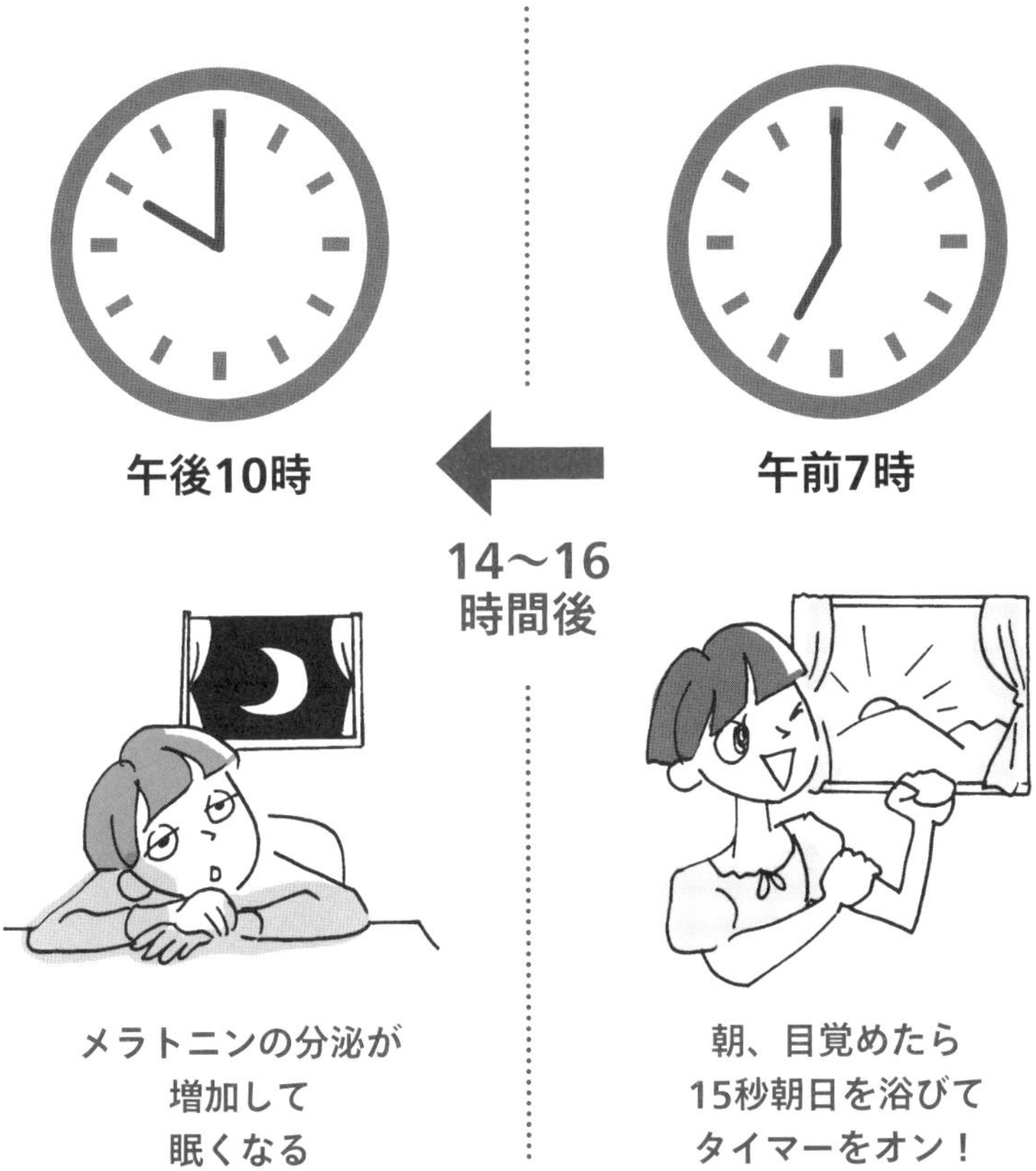

起床したらカーテンを開けて、しっかり朝日を浴びよう！メラトニンタイマーをオンにして、睡眠の質をアップできる

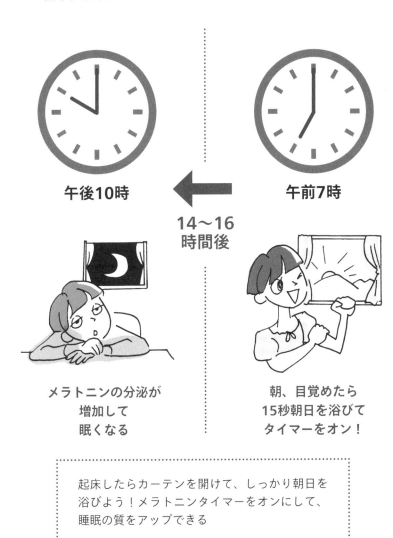

睡眠編 昼寝をする

昼寝をする習慣は、ぜひ生活にとり入れて欲しいと思います。

人間の心臓は、日中はずっと胸の高さで働き続けています。

日中の活動時の真ん中となる、お昼のタイミングで体を横たえて休むことができれば、脳から足先まで同じ高さになって一時的に血圧も抑えられ、がんばり続けている心臓も少し息を入れることができ、負担軽減に役立ちます。

完全にフラットになって昼寝できれば最高ですが、もちろんデスクに体を預けてしばらく目を閉じて休むだけでも健康効果は見込めます。

ただし、**昼寝時間は15分程度が最適**で、20分以上長くなると夜の眠気にも影響が出ますし、体温が低下して、活動を再開するために新たな負担をかけてしまうことになるので注意しましょう。

15分の昼寝でリフレッシュ！

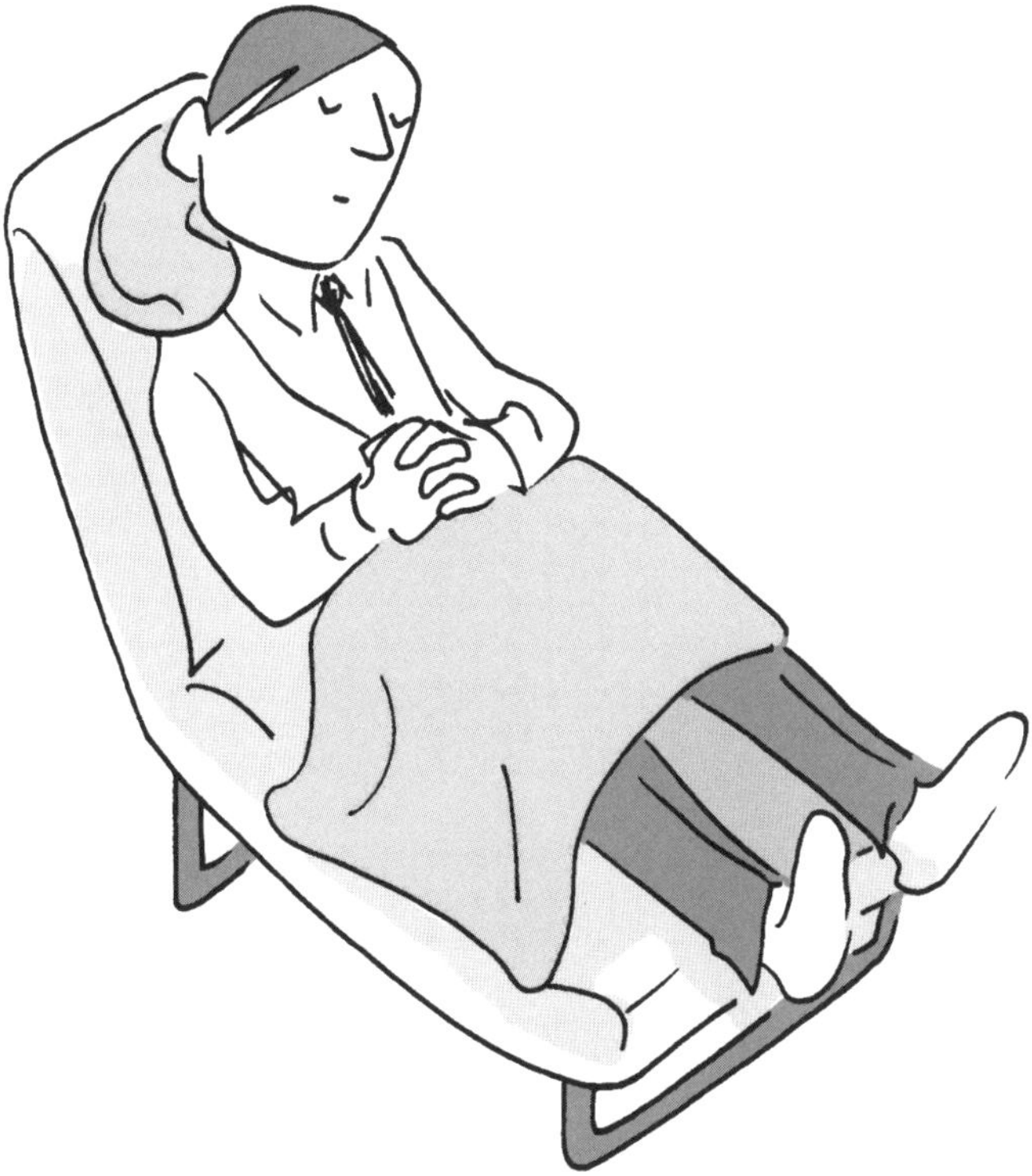

昼寝は、心臓の負担を軽減して、脳もすっきりできる。眠る時間は15分程度が最適！20分以上眠ると、マイナス面もあるので注意

睡眠編

コーヒーナップのすすめ

「眠る前にコーヒーを飲むと眠れなくなる」

とよくいいます。

もちろん、カフェインの覚醒作用によるものですが、コーヒーを飲んでからその効き目が表れるまでは30分程度の時間がかかります。

コーヒーナップの習慣は、**カフェインの効き目が表れるまでのタイムラグを利用して、すっきり昼寝から目覚める**というアイデアです。

やり方はとても簡単で、**昼寝をする少し前にコーヒーを飲むだけでOK**です。

昼寝の時間は15分が最適ですから、ちょうど目覚めたい頃にカフェインが効いてきてすっきり起きることができます。

ぜひお試しください。

コーヒーナップですっきり目覚める！

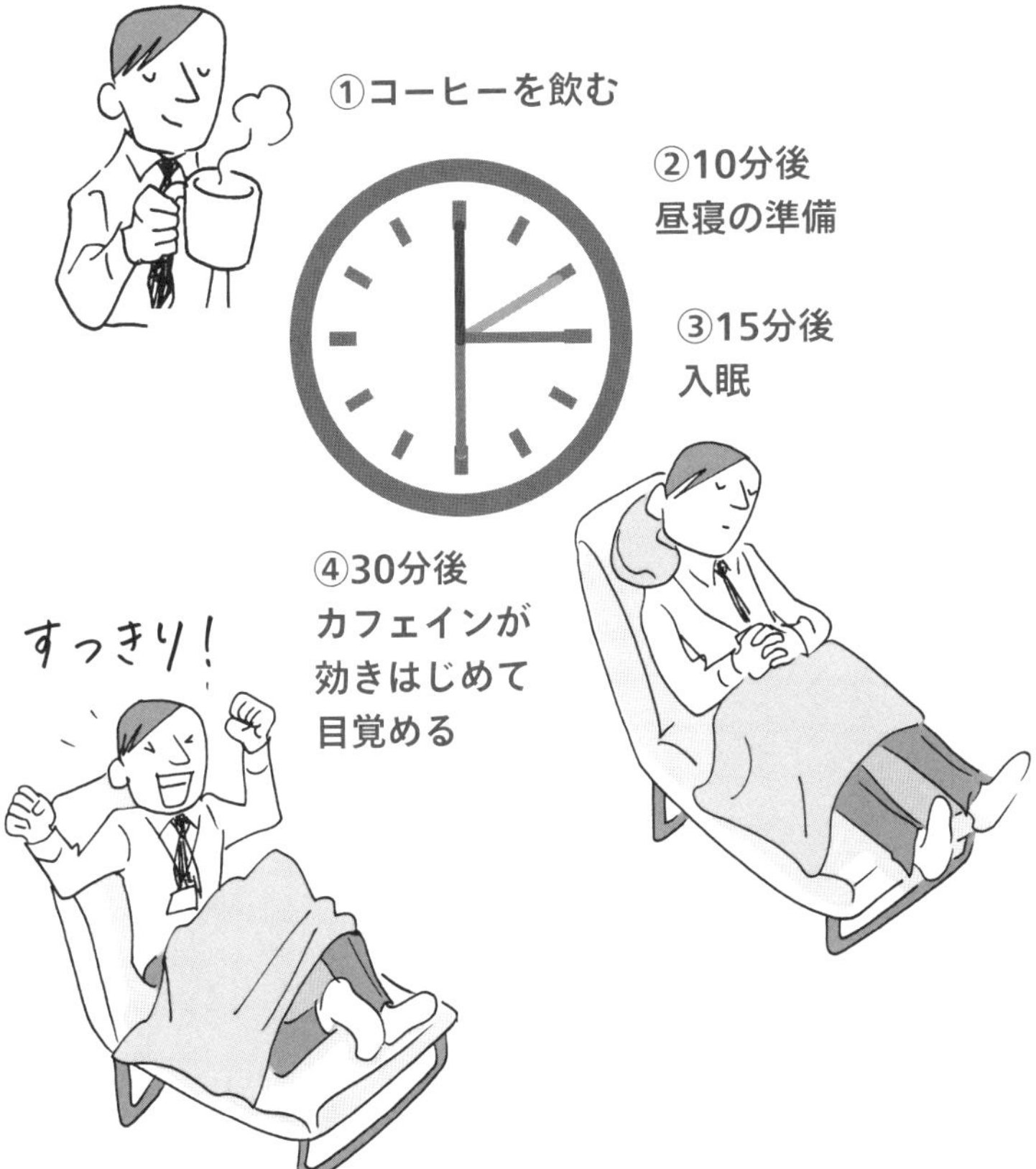
①コーヒーを飲む
②10分後
昼寝の準備
③15分後
入眠
④30分後
カフェインが
効きはじめて
目覚める
すっきり！

昼寝をする少し前にコーヒーを飲むことで、目覚めるタイミングにカフェインの効果が表れ、すっきり目覚めることができる

第5章

眠りの質を劇的に変える「寝具」のルール

枕選び編

枕カバーを洗うだけでも睡眠の質は変わる！

当店の『眠りのお悩み相談室』を訪れるお客様は、当然のお話ですが、

『よく眠れない……』

というお悩みをみなさん抱えておられます。

『よく眠れないのは、寝具に問題があるからではないか……』

そう考えて当店にお越しくださるわけですが、みなさんの眠りのお悩みに耳を傾けていると、だいたい寝具のお話から離れていきます。

ほぼ例外なく、話が進むうちに体の不調や病気のお話しだけでなく、仕事やお金、人間関係などの悩みを抱えているせいでよく眠れないのだ……という話に変わっていくのです。

あくまで私は睡眠に関する専門家に過ぎないので、直接眠りに関すること以外は、みな

さんが抱えている多くの悩みを解決する術は持ち合わせていないのですが、そんなときにはいつもこんな提案をさせていただいています。

「あまり難しく考えずに、**まずは寝具を整えてみましょう！**」

こんな提案をする理由は、人間は悩みがあるから眠れないのではなく、よく眠れないから悩みに負けてしまうのだと私が考えているからです。
心と体のあらゆる不調は、質の高い睡眠がとれれば治ります。

最終章となる第5章では、眠りの質を劇的に変える寝具選びについて、くわしく解説しますが、寝具を整えるということは「よい寝具を買う」ことだけではないのです。
お天気のよい日に布団を干す、またはシーツや枕カバーを洗うなど、できることをひとつ実践するだけでも睡眠の質は向上します。
これからお話しすることを参考にしていただいて、**寝床に入るのが楽しみになるような睡眠環境づくり**をできることから始めてみてください。

枕選び編 「枕が変わると眠れない」原因は枕ではない

「枕が変わると眠れない」という悩みを抱えている人は少なくありませんが、実はその原因は枕そのものとは無関係です。

本当の原因は、就寝する環境が変化することで体が興奮状態に陥ってしまい、自律神経のうち、交感神経が刺激されてしまうことにあります。

本来、睡眠時には副交感神経が優位にならなければ、心身がリラックスしてぐっすり眠ることはできません。

その解決法としては、ホテルや旅館に泊まることになる旅先であっても、起床や就寝、食事などの時刻を変えず、なるべく日常と同じ生活リズムを守ることで、自律神経のバランスを整える方法が有効です。

日中の運動量を増やしたり、就寝の1時間前に入浴で体を温めるのも効果的です。

睡眠環境の変化による興奮が眠りを妨げる！

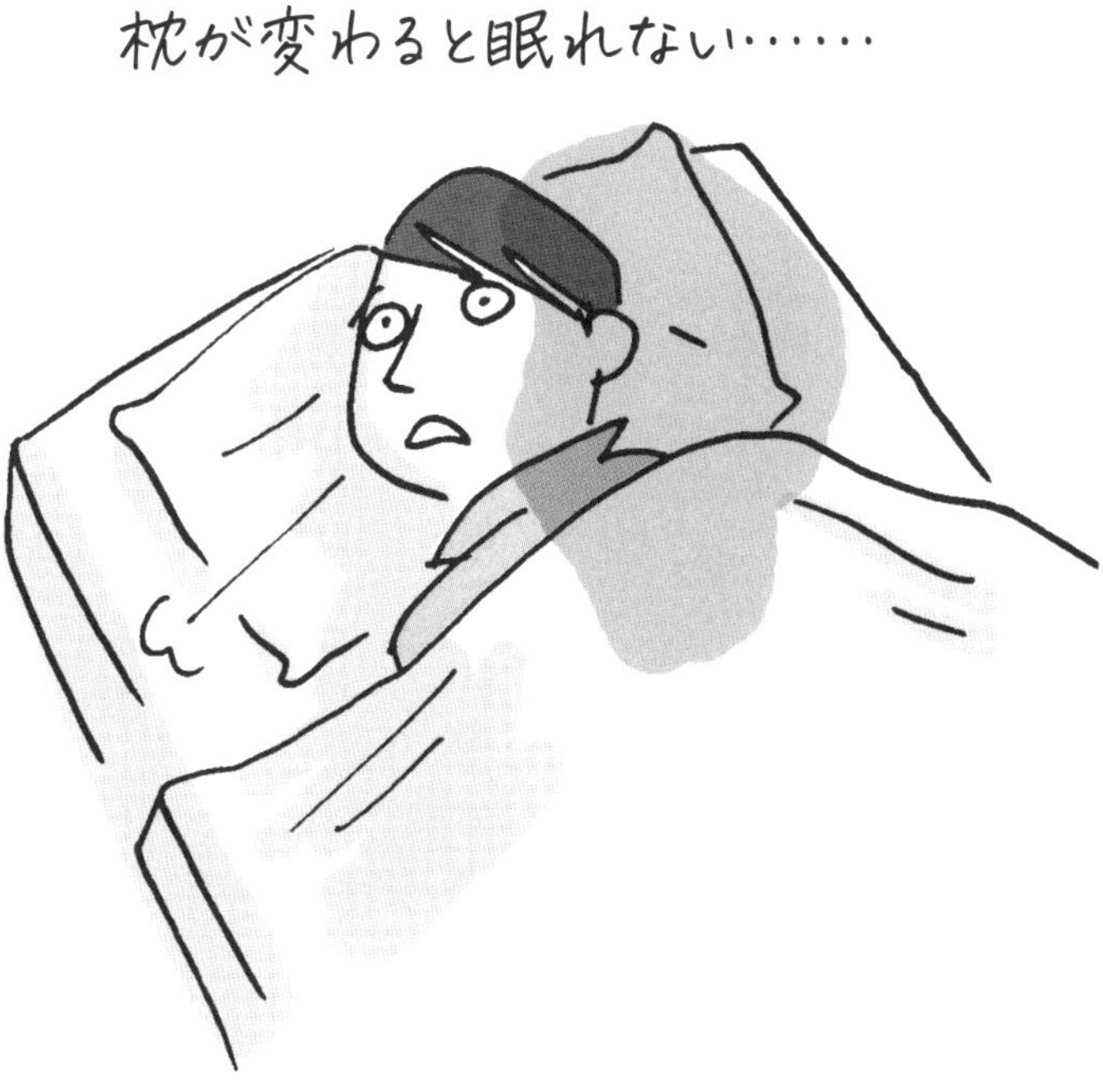

旅先で眠れなくなるのは、枕が変わるからではない。日常と同じ生活リズムを守れば、自律神経のバランスが整って眠りやすくなる

枕選び編

タオル枕や玄関マット枕は肩や腰を痛める

以前、自分の体に合った「マイ枕」を自作することが小さなブームになったことがあります。

その多くは、タオルをグルグル巻いてみたり、玄関マットを芯にして、その周囲にタオルを重ねて巻いたりした枕で、インターネット上にもそのつくり方を紹介している情報が散見されます。

私も試しにつくってみましたが、自分の首の高さにも合致しますし、適度な硬さにできるため、最初に受ける印象としては気持ちよく感じました。

しかし、実際にこの枕で眠ってみると、**寝返りが打ちにくくなる違和感があり、体が横向きになったときに肩が圧迫され、肩や腰に痛みが生じる**ようです。

就寝時には気持ちよく感じても、実際は寝返りが打ちにくく、結果的には睡眠の質が低下してしまうため、私からはオススメしません。

自作する「マイ枕」はおすすめできない

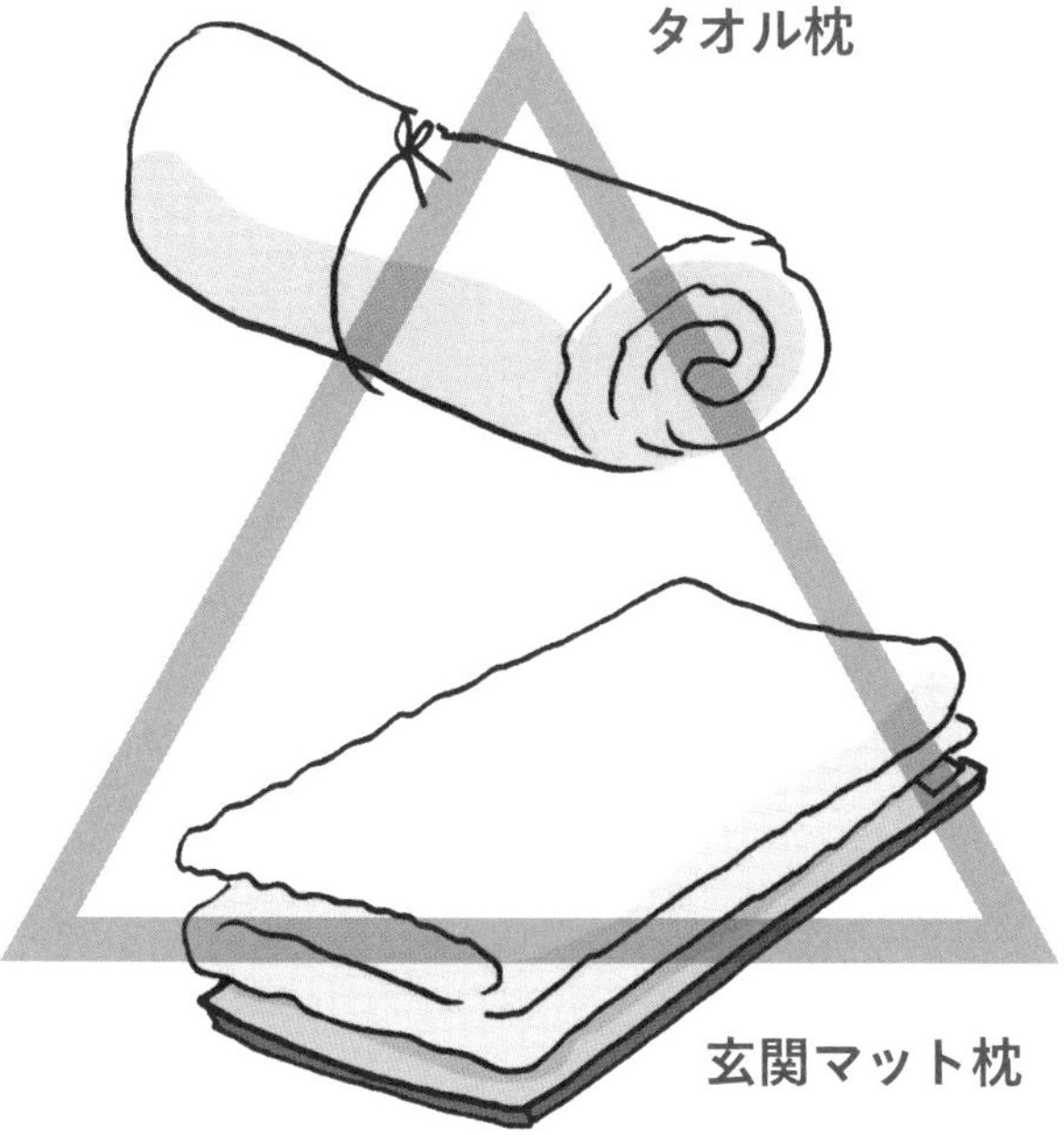

自作するタオル枕や玄関マット枕は、最初は気持ちよく感じるが、寝返りが打ちにくく、あまりおすすめできない

枕選び編　理想的な枕の高さとは？

枕選びのポイントは、**高さ**と**硬さ**の2点です。

まず枕の高さは、実際に頭をのせて寝たときに、あごの下の皮膚にシワができるときは高過ぎで、同じ部分がつっぱってしまうときは低過ぎです。**枕がちょうどいい高さのときは、あごの下の皮膚にシワが寄らず、つっぱり感もありません**。あごの下の皮膚にシワが寄らないことを手鏡で見るか、家族に見てもらって確認してみてください。

寝具店によっては、猫背などの悪い姿勢のまま首の高さを測定して、その高さに合う枕をオーダーメイドすることもありますが、その方法は誤っているといえます。

また、枕の高さは敷布団の硬さの影響も受けます。

手で押しても沈み込まない**硬めの敷布団の場合は、測定した高さよりもやや低めの**、手が沈み込む**柔らかい敷布団の場合は、やや高めの**枕を選びましょう。

正しい枕の高さとは？

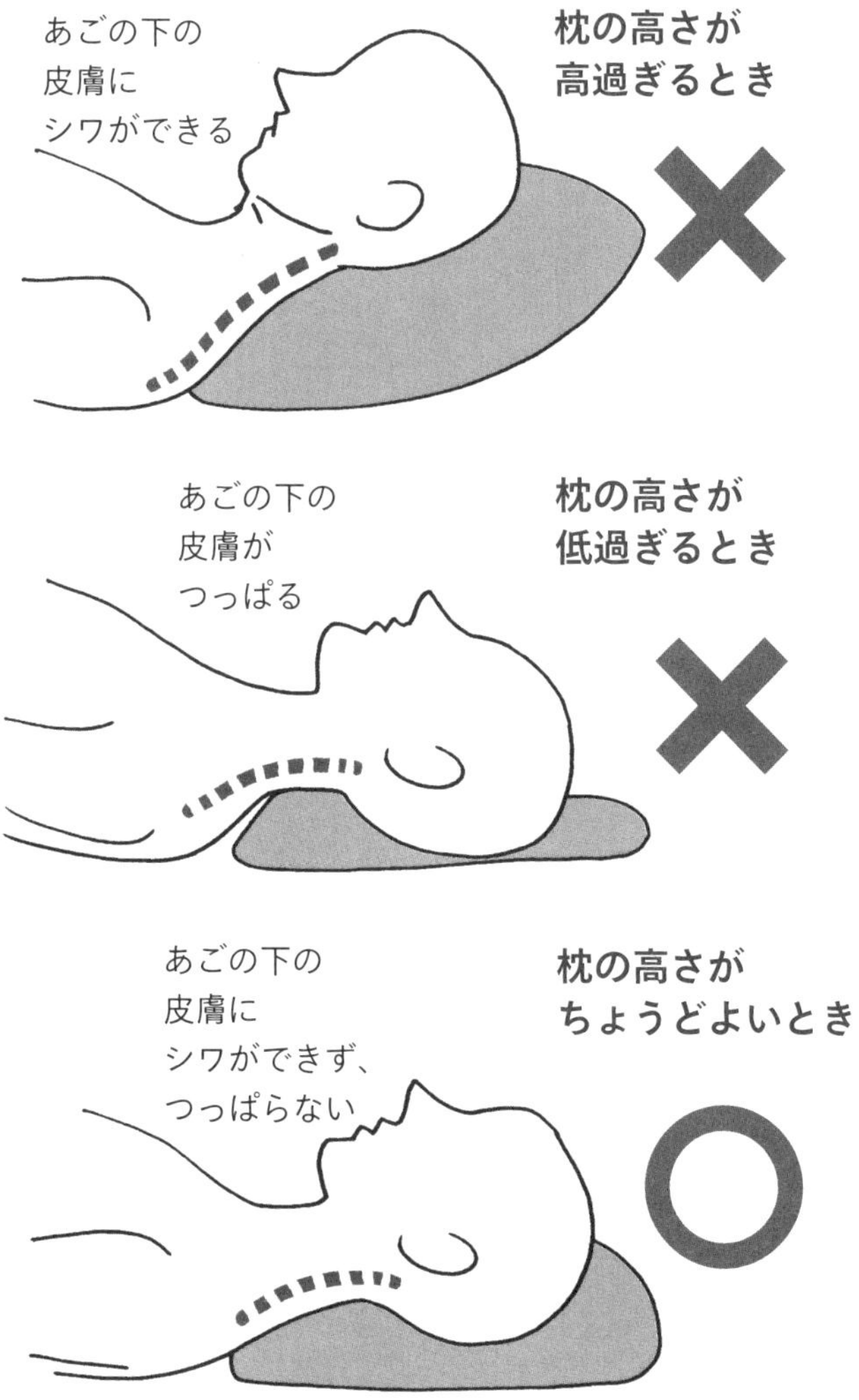
あごの下の
皮膚に
シワができる
枕の高さが
高過ぎるとき
あごの下の
皮膚が
つっぱる
枕の高さが
低過ぎるとき
あごの下の
皮膚に
シワができず、
つっぱらない
枕の高さが
ちょうどよいとき

枕選び編

理想的な枕の硬さとは？

枕の硬さについては、柔らかいものよりも**やや硬めのものがオススメ**です。

柔らかい枕は、頭をのせたときにふんわり包み込むような心地よさを感じますが、睡眠中に寝返りを打ちにくくなり、同じ姿勢のまま眠る時間が長くなるので、肩や首、腰など体の節々に痛みを生じる原因にもなります。

比較して、やや硬めの枕の場合は、頭をのせたときに馴染まないような違和感を覚える人が少なくありませんが、自然に正しい寝姿勢へと導かれて、就寝中に寝返りしやすくなります。

的確に寝返りが打てることで、体の一部に負担が集中することがなく、ぐっすりと快適に眠れて睡眠の質が向上します。

布団選び編　せんべい布団は万病をまねく

当店の『眠りのお悩み相談室』を訪れるお客様の中には、かなりひどい睡眠環境でお休みになっている人が少なくありません。

掛布団と敷布団は、ともに夏用・冬用もごっちゃで、購入してから一度も天日で干すこともなく、布団乾燥機にかけることもなく、ずっと汗が染み込み続けたもので、特に敷布団は体の重みでペシャンコ……いわゆるせんべい布団です。

もちろん、枕もカバーを変えず、洗われることも天日で干されることもありません。

このようなせんべい布団では、**湿気がこもって冷えてしまい、暖かい空気を保つことはできないため、寒さに凍えて目覚めてしまう**ことになります。

また、せんべい布団は薄く、硬くなっているので、**背中が床から浮いてしまい、肩や腰などの一部に負荷がかかり続けて、体の節々が痛くなってしまうため、五十肩や腰痛、ひざ痛はもちろん、さまざまな不調や病気をまねく**原因になります。

布団選び編

敷布団は「筋肉と同じくらいの柔らかさ」がベスト

睡眠の質を向上させるためには、敷布団は柔らか過ぎるものでも、硬過ぎるものでもいけません。

柔らか過ぎるマットレスやベッド、敷布団で寝ると、体がクッションに沈み込んで、背筋のカーブが崩れて体に大きな負担がかかり、肩や首、腰などに痛みが生じます。

一方、硬過ぎる敷布団で寝ると背中がうっ血してしまい、必要以上に寝返りを打ち、眠りが浅くなってしまうだけでなく、背中の中央部など体の一部が床から浮くことで腰痛になったり、横向き寝が多くなることで鎖骨を湾曲させる原因にもなります。

私がすすめるのは「**筋肉と同じくらいの柔らかさ**」の敷布団です。

寝たときに体と敷布団の間に手を入れてみて、スッと容易に手が入り込まない程度の柔らかさが目安ですので、購入する際の参考にしてみてください。

敷布団は筋肉と同じ柔らかさが◎

適度な硬さ
（筋肉と同じくらいの柔らかさ）　○

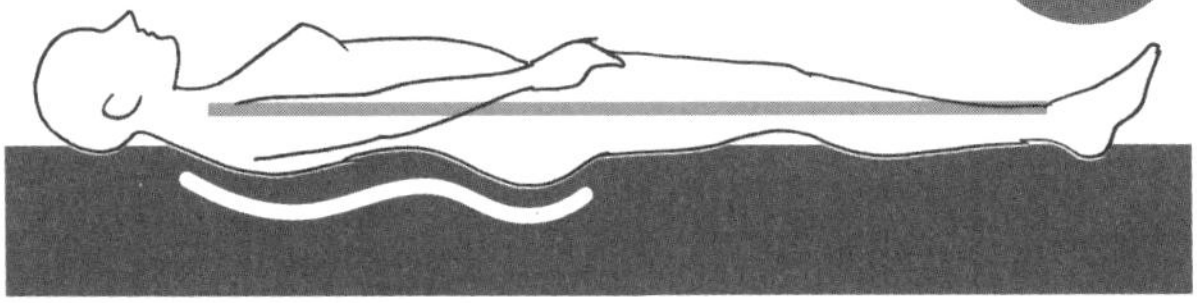

体の下にすき間がなく、背筋のカーブも守られている

柔らか過ぎる場合　×

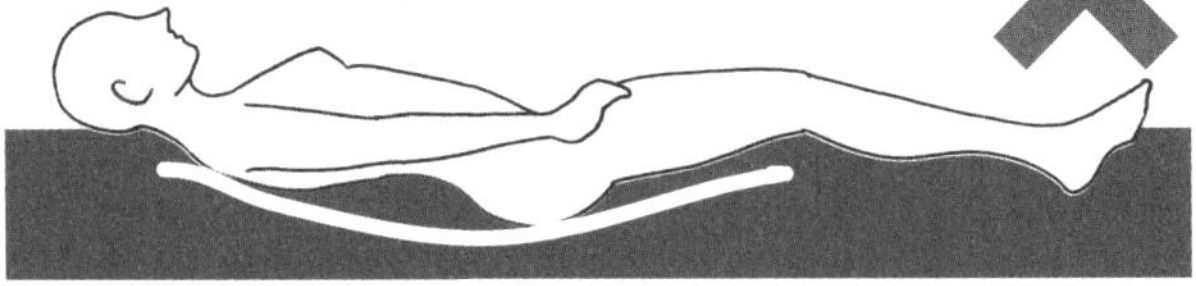

背筋のカーブが崩れて体に負担がかかり、
肩や首、腰などに痛みが生じる

硬過ぎる場合　×

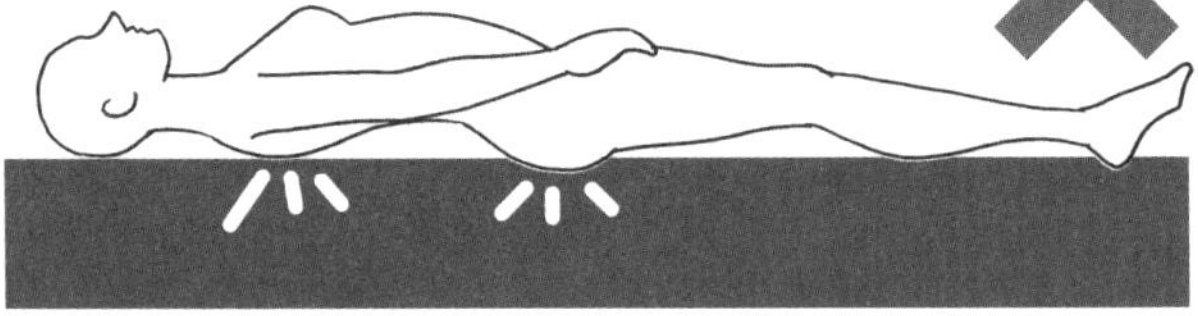

背中の中央部など体の一部が床から浮いてしまい、
負担がかかる箇所がうっ血する。横向き寝になりやすくなる

出典：「（株）やまとホームページ内　マットレスの選び方」の図を参考に作成

布団選び編

寒さの原因は掛布団ではなく敷布団にある

冬場になると、体に掛ける毛布や布団を2枚、3枚と重ねて寝る人がいますが、これはあきらかに間違いです。

なぜかというと、**寒さの原因は掛布団や毛布ではなく、敷布団にある**からです。

長年にわたって、的確なメンテナンスをおこなわないまま使い続けた敷布団は、汗と湿気を吸い続けてペシャンコになり、暖かい空気を含むことができません。

心地よい布団の暖かさとは、布地や中綿から生まれるのではなく、布団に含まれた空気が体温によって暖められることによって生まれるのです。

汗と湿気を吸い込んで、薄く硬くなってしまった敷布団は、思い切って新しいものに買い替え、正しいメンテナンスをおこないながら使うようにしてください。

あとで詳細に解説しますが、新しい布団は天然素材を使ったものを選びましょう。

寒さの原因は敷布団にある！

毛布や掛布団を何枚重ねても、湿気がこもって冷えるだけで、むしろ寒さが増長する

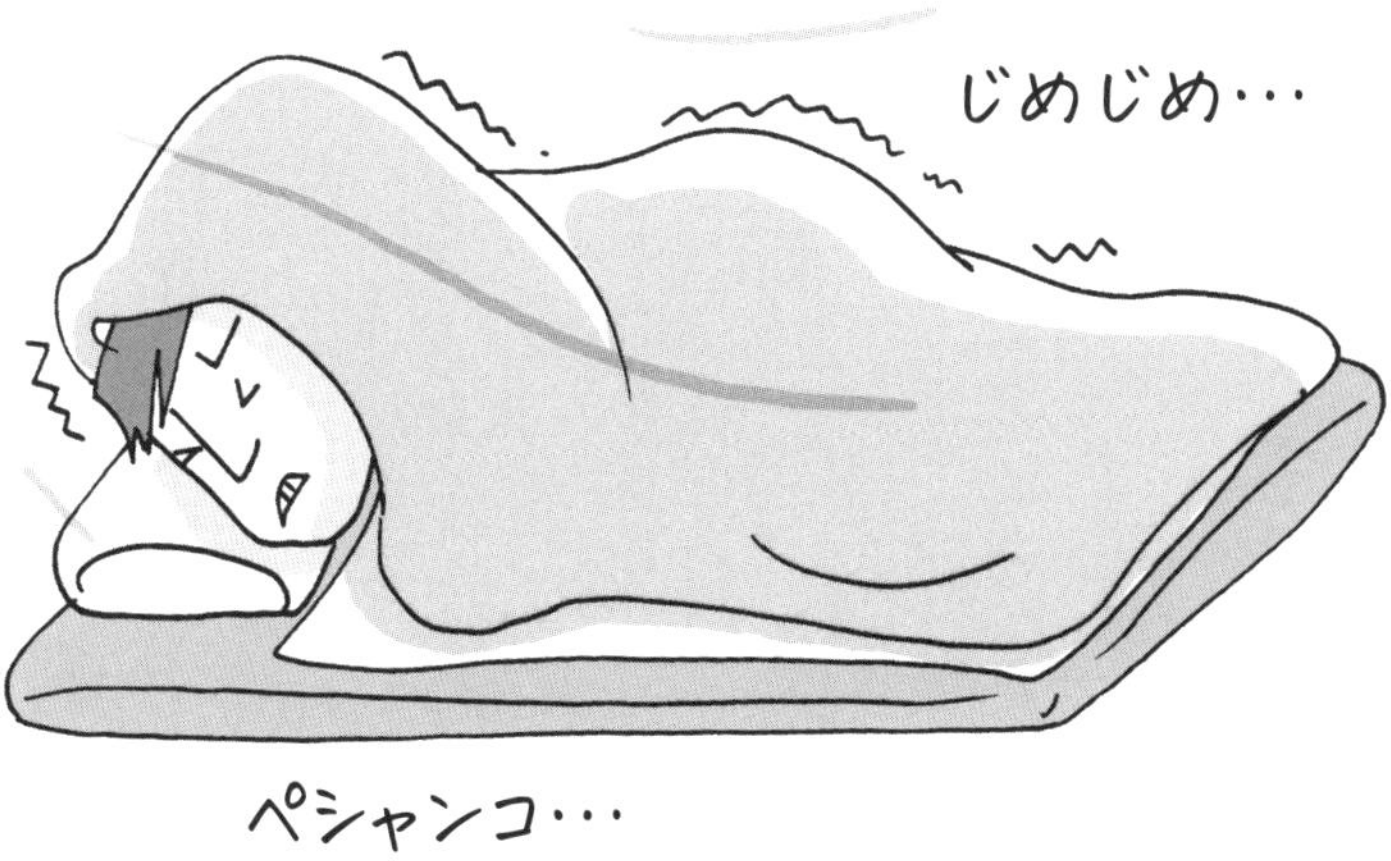

汗と湿気が染み込んで、薄くなった敷布団は暖かい空気を含むことができないため、寒くなってしまう

布団選び編

掛布団を重ね過ぎると逆に寒くなる

寒い夜だからといって体に掛ける毛布や布団を2枚、3枚と重ねて寝るのは間違いとお話ししました。

毛布や掛布団を重ねて掛けて寝ると、就寝中に体から発散される湿気が逃げ場を失い、布団の中の空間にこもります。

こもってしまった湿気は外気温によって冷やされ、布団の中はどんどん寒くなってしまうのです。

くり返しになりますが、布団の暖かさは、布団に含まれた空気が体温によって暖められることによって生まれるものですので、季節を問わず体から発散された湿気を外気へ逃がすための通気性は必要不可欠です。

毛布や掛布団を重ねて寝ると、暖かくなるどころか、逆に寒さに震えて眠ることになり、睡眠の質が低下してしまうので注意しましょう。

布団選び編　低反発の寝具は体を冷やす

以前、低反発性のマットレスや枕が大流行したことがありました。

現在は、やや下火になったようですが、就寝中の体にかかる負荷を軽減する効果を信じて、使い続けている人は少なくないはずです。

しかし、**低反発性の寝具は、体を冷やしてしまうデメリットのほうが大きい**ので、私はオススメしていません。

低反発性の枕はウレタン製ですし、マットレスも化学繊維でできているので、就寝中に出る汗や湿気が染み込んで蒸れやすく、それが冷えると布団の中が寒くなってしまうのです。

また、低反発性の寝具で寝ると、適切な寝返りが打ちにくくなることで睡眠の質の低下をまねくリスクもあります。

やはり寝具は、化学繊維ではなく、天然素材のものがベストです。

布団選び編

寝具は化学繊維ではなく天然素材のものを選ぶ

くり返しお話ししているとおり、心地よい布団の暖かさは、布地や中綿からではなく、布団の中の空気が体温によって暖められることによって生まれます。

この暖かさを生み出すためには、汗や湿気によって蒸れることがないよう、布団の中に通気性を確保することが必要不可欠です。

睡眠中に人が分泌する汗の量は、なんとコップ1杯分（200㎖）にもなります。

化学繊維では、その汗や湿気を吸収することができず、布団の中の空気にためこみ、やがて布団の線維に結露して、体をどんどん冷やしてしまいます。

比較して、天然素材である麻や綿、羽毛などであれば、バツグンの吸水性を発揮して汗や湿気を吸い込み、通気性もあるので、布団の中の空気をカラリと乾いたまま、心地よい暖気に保ってくれるのです。

寝具は天然素材のものがベスト！

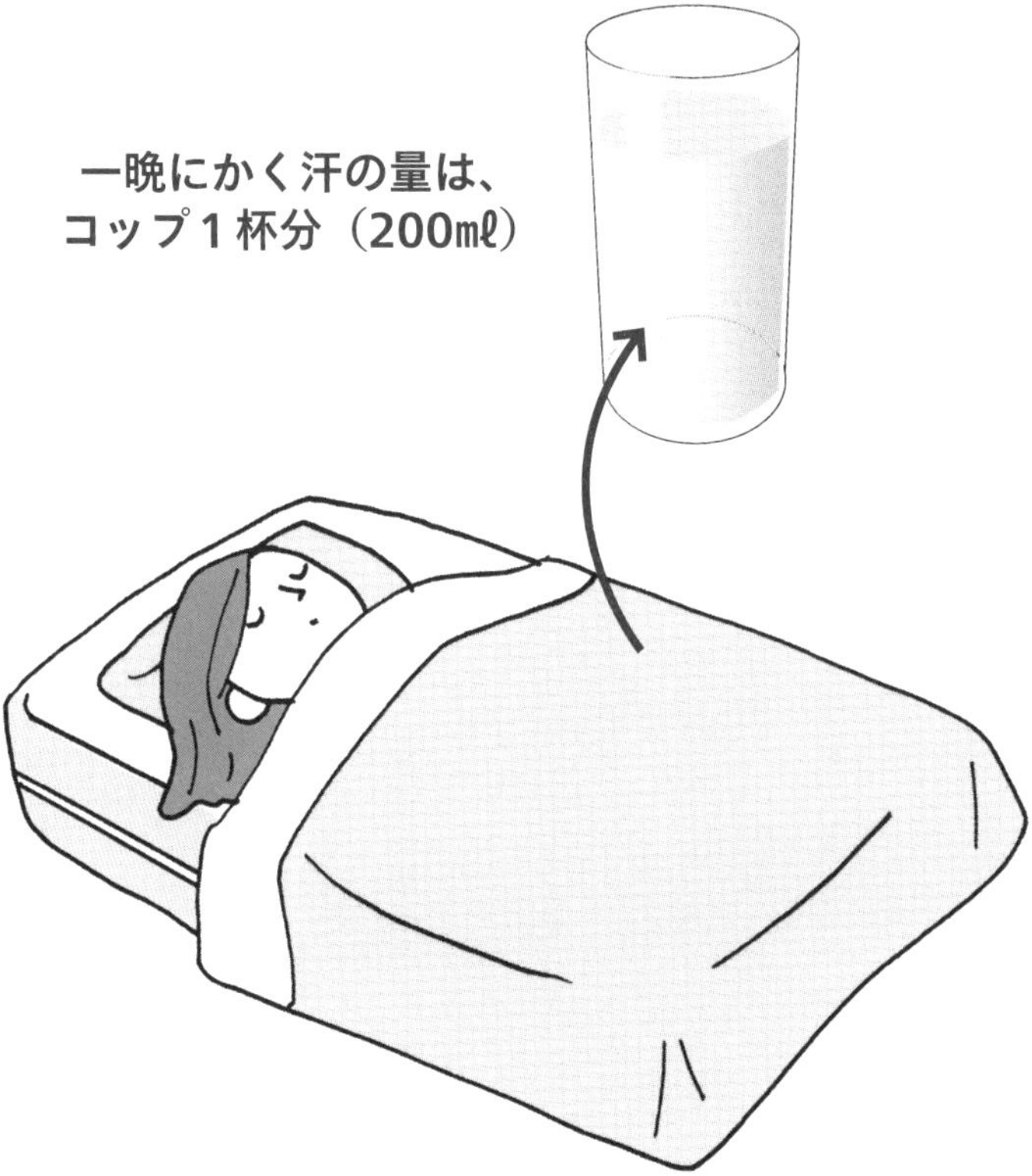

化学繊維の吸水性は、ほぼゼロ。麻や綿、羽毛、ウールなどの天然素材は、吸水性が高く、汗や湿気を吸収してくれる

布団選び編

掛布団は天然素材を夏用、冬用で使い分ける

やはり、寝具は吸水性と通気性に優れた**天然素材**のものがベストです。

掛布団は季節による使い分けも必要で、夏場は清涼感のある麻や綿、冬場は軽くて保湿性の高い羽毛布団がよいでしょう。

敷布団は、綿かウール（羊毛）製のものがよいと思います。

また、ベッドで寝ている人は、ベッドマットの上に厚さ3㎝、幅100㎝、長さ200㎝程度のウール製のパッドを敷くことをオススメします。

一晩中、私たちが分泌する汗や発散する汗を吸収し続け、心地よい暖気で包み込んでくれる**天然素材の寝具は、天気のよい日は天日で干し、干せないときには布団乾燥機にかけてあげてください。**

こまめに適切なメンテナンスをおこないながら使えば、生き物である天然素材の寝具は、あくる日の夜も質の高い睡眠を約束してくれます。

布団選び編

天然素材の布団は洗う必要がない

最近、クリーニング店やコインランドリーの看板などで、

『布団の丸洗いＯＫ！』

という宣伝文句をよく目にします。

天然素材の寝具とはいえ、一晩にコップ１杯分もの汗を吸収しているとなれば、かなり汚れているのでは？……と思うかもしれませんが、天気のよい日に天日で干し、または布団乾燥機にかけ、こまめに乾燥させれば洗う必要はなく、清潔な睡眠環境を維持できます。

丸洗いすることで天然素材の品質が劣化するリスクのほうが大きいので、**布団は洗わず、こまめに乾燥させながら使い、綿やウールの敷布団であれば5年、羽毛の掛布団であれば10年で買い替えるのがベスト**です。

化学繊維製よりも、確かに多少高価ではありますが、天然素材の寝具の寝心地は、比較にならないほどよく、品質の維持管理も実はとても簡単なのです。

寝巻選び編　理想的なパジャマとは？

寝具と同じように、**パジャマは綿やシルクなどの天然素材のものがオススメ**です。
特に**ダブルガーゼ**のパジャマは、最高の寝心地です。

化学繊維製のパジャマは、やはり湿気がこもって蒸れやすく、さらに静電気も蓄積しやすいため、睡眠の質を低下させる不快感が生じやすいものです。

もちろん、寒いからといって厚着をするのは逆効果で、ますます湿気は逃げ場を失って蒸れ、体を冷やしてしまいます。

綿製やシルク製のパジャマを着て、こまめに干して乾燥させた天然素材の寝具に包まれれば、安眠快眠は約束されたようなものです。

ぜひ、天然素材の寝具とパジャマで質の高い睡眠を体験してほしいと思います。

寝巻選び編

パジャマ習慣で体内時計を整える

最近、トレーナーやTシャツなどの部屋着のまま就寝する方が増えています。

実は、**就寝前に部屋着からパジャマに着替える習慣は、睡眠の質を向上させるためにとても大切な意味があるのです。**

特にお子さんには、ぜひパジャマに着替える習慣を身につけさせてあげてください。

その理由は、**体内時計を整える**ためです。

生まれて間もない赤ちゃん時代は、昼夜関係なく、眠ったり、起きたりするのが自然ですが、幼少期になれば、大人と同じように昼に活動して、夜眠る習慣を身につけなければなりません。

この時期のうちに、就寝前にパジャマに着替えることを習慣化できれば、一種の「入眠儀式」として記憶され、夜になると自然に眠くなるように体内時計が整うのです。

睡眠障害に悩む大人の方も、ぜひパジャマに着替える習慣をとり入れてください。

寝巻選び編

睡眠中の靴下履きや温めグッズの使用はNG

『足先が冷たくて眠れない……』もしくは**『足の裏が火照って眠れない！』**という悩みを抱えて、私のところにいらっしゃるお客様は大変多いです。

一見、正反対にも見える問題ですが、実は**どちらも体の冷えからくる現象**です。

33ページでも解説したとおり、夜になると日中の活動時に高い深部体温（体の中心部の体温）が徐々に低くなり、それに反比例するように皮膚体温（体の表面の体温）がだんだん高くなるときに私たちは眠気を覚えます。前者は、もともと深部体温が低いため、夜に皮膚体温が高くならない冷え性です。後者は、足先の冷え性が過度であるため、体が無理に温めようとする結果、足の裏が火照ってしまうのです。

天然素材の寝具とパジャマで睡眠環境を整えれば、このような冷えは生じません。

足先が冷えたり、火照ったりして眠りづらいときには、靴下履きするのではなく、就寝前に足先をもんでマッサージをして、血行を促進すれば改善できます。

天然素材の寝具であれば冷えることはない！

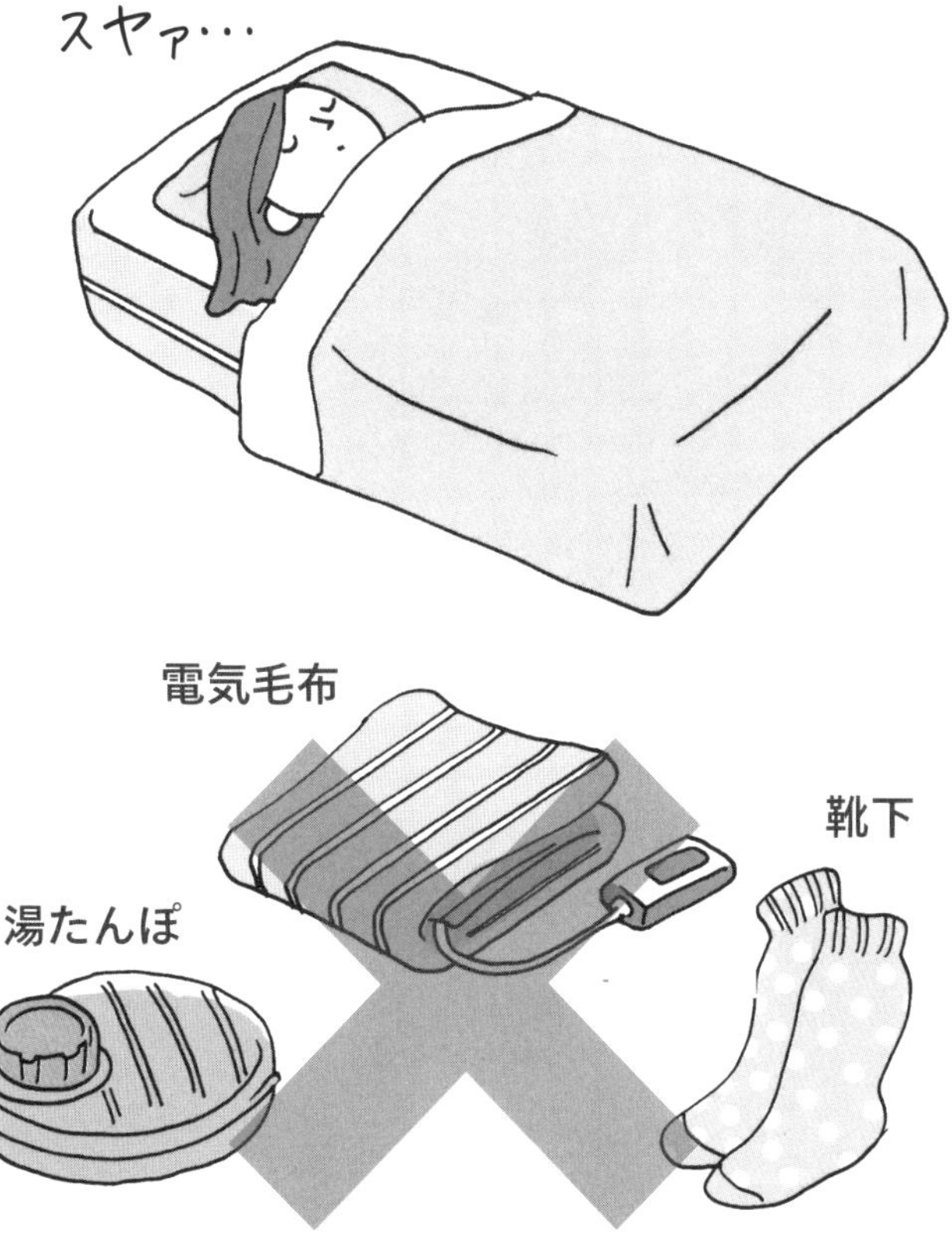

天然素材の寝具であれば、冷えることはなく、冷え性や火照りは生じない。就寝中の靴下履き、電気毛布や湯たんぽの使用はよくない

アップするルール10

これであなたも今晩から
「ぐっすり…」安眠快眠！

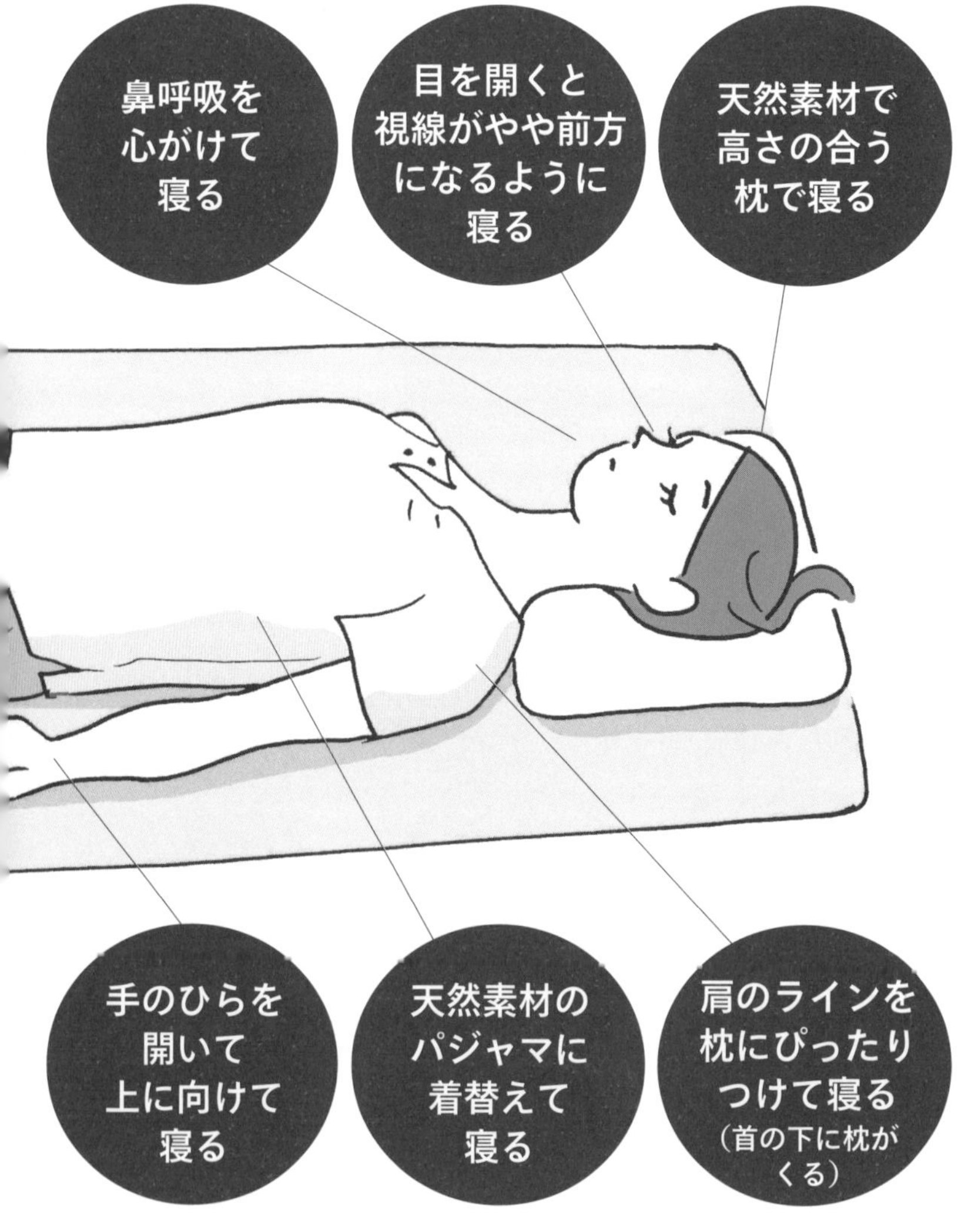

鼻呼吸を心がけて寝る
目を開くと視線がやや前方になるように寝る
天然素材で高さの合う枕で寝る
手のひらを開いて上に向けて寝る
天然素材のパジャマに着替えて寝る
肩のラインを枕にぴったりつけて寝る
（首の下に枕がくる）

１分でできる！睡眠の質を

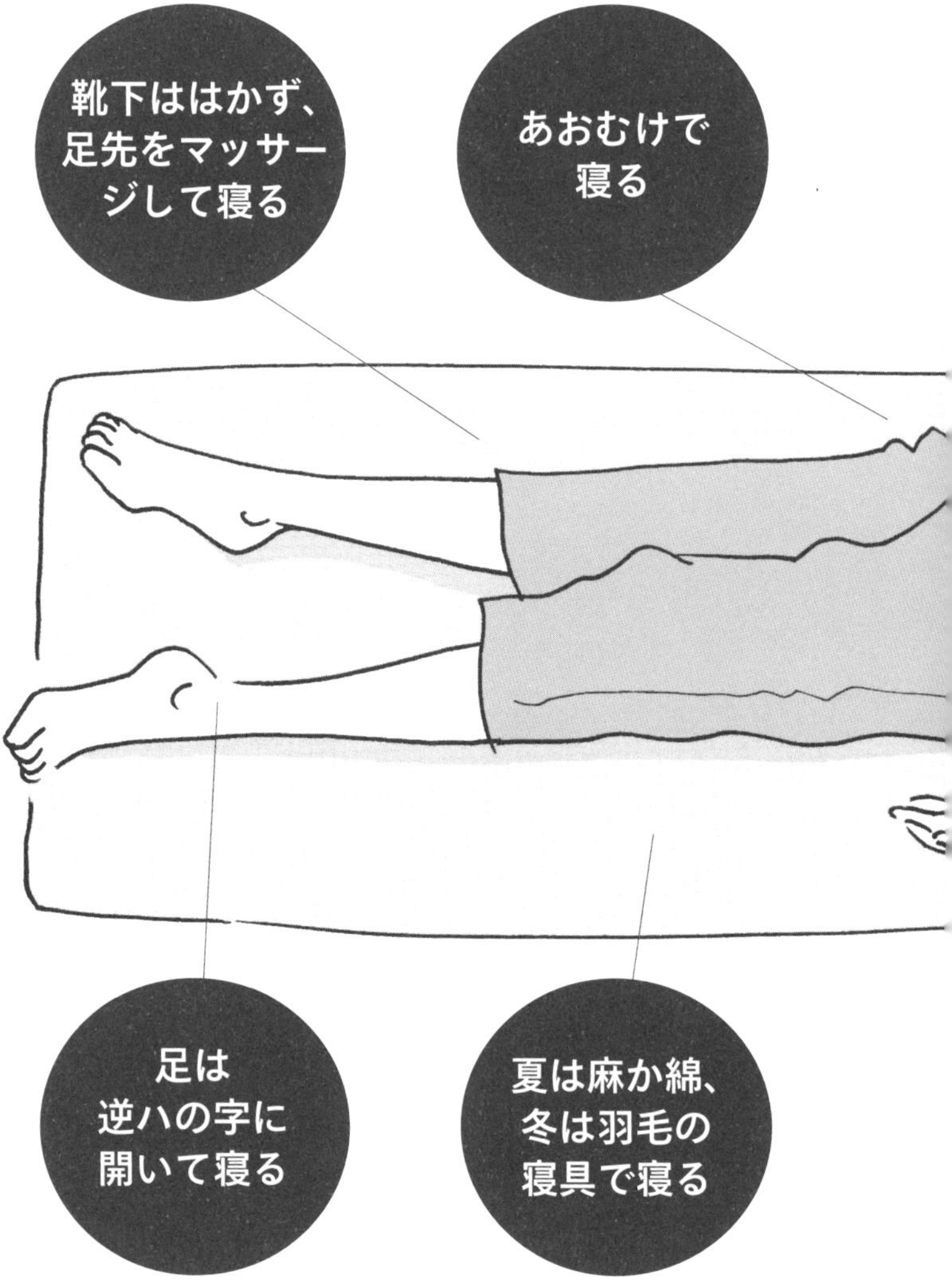
靴下ははかず、足先をマッサージして寝る
あおむけで寝る
足は逆ハの字に開いて寝る
夏は麻か綿、冬は羽毛の寝具で寝る

寝具店「ねむり家」オリジナル　睡眠&健康度チェックシート

チェック①　現在ある睡眠障害と体の不調について、該当するものにチェックします

項目A

□寝つきが悪い　□夜中によく目が覚める　□いびきをかく　□寝返りがとても多い

□眠りが浅い　□よく寝違える　□目覚めがすっきりしない

□よく日中に眠くなる　□よく眠っていても疲れがとれない

項目B

□肩が痛い（起床時に痛む・1日中痛む）

□首が痛い（起床時に痛む・1日中痛む）

□腰が痛い（起床時に痛む・1日中痛む）

項目C

□体が冷える　□のどがよく渇く　□汗をかきやすい　□足がだるい

□しもやけがある　□足裏がカサつく　□体重が気になる　□アレルギー体質である

□ぜんそくがある　□頭痛がする　□便秘気味である　□下痢をしている

項目D

□イライラする　□やる気が起きない　□心配事が尽きない

チェック②　就寝時間と起床時間をチェックします

就寝時間：　　時頃　起床時間：　　時頃　□就寝・起床時間が不規則である

チェック③　最も楽に感じられる寝姿勢をチェックします

□あおむけ寝　□横向き寝　□うつぶせ寝

チェック④　運動習慣をチェックします

□ない　□ある（運動の内容：　　　　　運動する頻度：週　　回程度）

チェック⑤　趣味や興味があることをチェックします

□ない　□以前はあったが、いまはない　□ある

チェックシートの解答は次のページで。

寝具店「ねむり家」オリジナル　睡眠&健康度チェックシート　解答

チェック①についての回答は次のとおりです。

項目Aは、睡眠障害の有無に関するチェックです。

もし、ひとつでもチェックが入っていれば、睡眠障害を抱えていて、睡眠の質が低下しています。

さらに、自覚している睡眠障害が何日も続いていれば、要注意です。

本書を参考にしていただき、すぐに生活習慣と睡眠環境を見直してください。

項目Bにチェックがある人は、寝姿勢に問題があります。

チェック③においても、横向き寝やうつぶせ寝にチェックが入っていませんか？

正しい寝姿勢となるあおむけ寝で眠る習慣を身につけるとともに、寝具などの睡眠環境について見直してください。

項目Cにある体の不調は、睡眠の質の低下が原因となっている可能性がありますので、チェックが入っている人は注意してください。

項目Dにある心の不調も、睡眠の質の低下が原因となっている可能性があります。あれこれ悩むよりも、まずはぐっすり眠れる睡眠環境を整えてみてください。

チェック②についての回答は次のとおりです。

本編で解説したとおり、古来から人間は日の出とともに起きて、日中は体を動かして活動し、日が落ちて暗くなると眠るという生活サイクルで生きてきました。

サーカディアンリズムと呼ばれる体内時計は、私たち現代人の中でも機能していますが、そのリズムに逆らって生活する人が大変増えています。

同じ時刻に就寝し、目覚めることは、体内時計を正しく機能させる基本ですので、睡眠時間が短い人、就寝・起床時間が不規則な人は、すぐに改めましょう。

チェック③についての回答は次のとおりです。

横向き寝やうつぶせ寝の人は、あおむけ寝に改めてください。

チェック④についての回答は次のとおりです。

適度な肉体疲労を得られる有酸素運動の習慣は、睡眠の質を高めるために必要です。

チェック⑤についての回答は次のとおりです。

趣味や興味を失ってしまうのは、睡眠の質の低下による精神疲労が影響しているかも……。

特に、もともと趣味や興味があったのに失ってしまった人は要注意です。

おわりに

ぐっすり眠れば チャレンジするパワーが生まれる

人生で大切なものは、お金ではありません。

いや、確かにお金もそこそこ大事ではありますが、「**心と体の健康**」があってこそ、お金の価値も生きてくるのです。

不調や病気を抱えたままでは、一度切りの人生を謳歌するのは難しくなります。

人生で最も大切なもの……「心と体の健康」を維持するためには、**栄養バランスの整った食生活と運動習慣**、**自律神経を整える正しい呼吸法**、**それに疲労とストレスを癒す質の高い睡眠**が必要不可欠です。

健康と生命を守るための睡眠は、ただ眠ればいいわけではありません。

もちろん、長い時間眠ればいいわけでもありません。

くり返しお話ししてきた「質の高い睡眠」がとれてこそ、唯一心と体の疲れがとれ、私たちの健康と生命を守ることができるのです。

その術は、すべて本書の中にこめました。


本書によって、ひとりでも多くの人が眠りの大切さに気づき、その質を高める術を会得できれば本望です。

暖かく快適な睡眠環境で、毎日眠れる幸せをぜひ実感してください。

そして、心地よい目覚めのあとは、大いに活動してください。

ぐっすり眠れば心の底からやる気が湧いて、年齢に関係なくどんなことにでもチャレンジできるパワーが生まれます。


春の陽光に満ちる寝具店「ねむり家」の窓辺にて

寝具店「ねむり家」について

当店は明治41年に創業し、それから110年余の歴史を積み重ねてまいりました。
創業時より今日まで変わらず、良質の天然素材による寝具にこだわり、
高度な職人の技術を駆使して、快適な眠りを約束する寝具作りに励んでいます。

五代目当主である私自身は、大学卒業後、「布団の学校」に通い、
国家資格「寝具技能士」を取得しました。
みなさまに上質な眠りと健康な日々をご提供できるよう、
寝具の仕立てだけでなく、快眠についての講演活動にも奔走しています。

寝具に関するご相談、ご注文だけでなく、眠りについてお悩みのお客様は、
ぜひお電話にてアポイントメントをお取りください。
私自身が確実にご対応いたします。

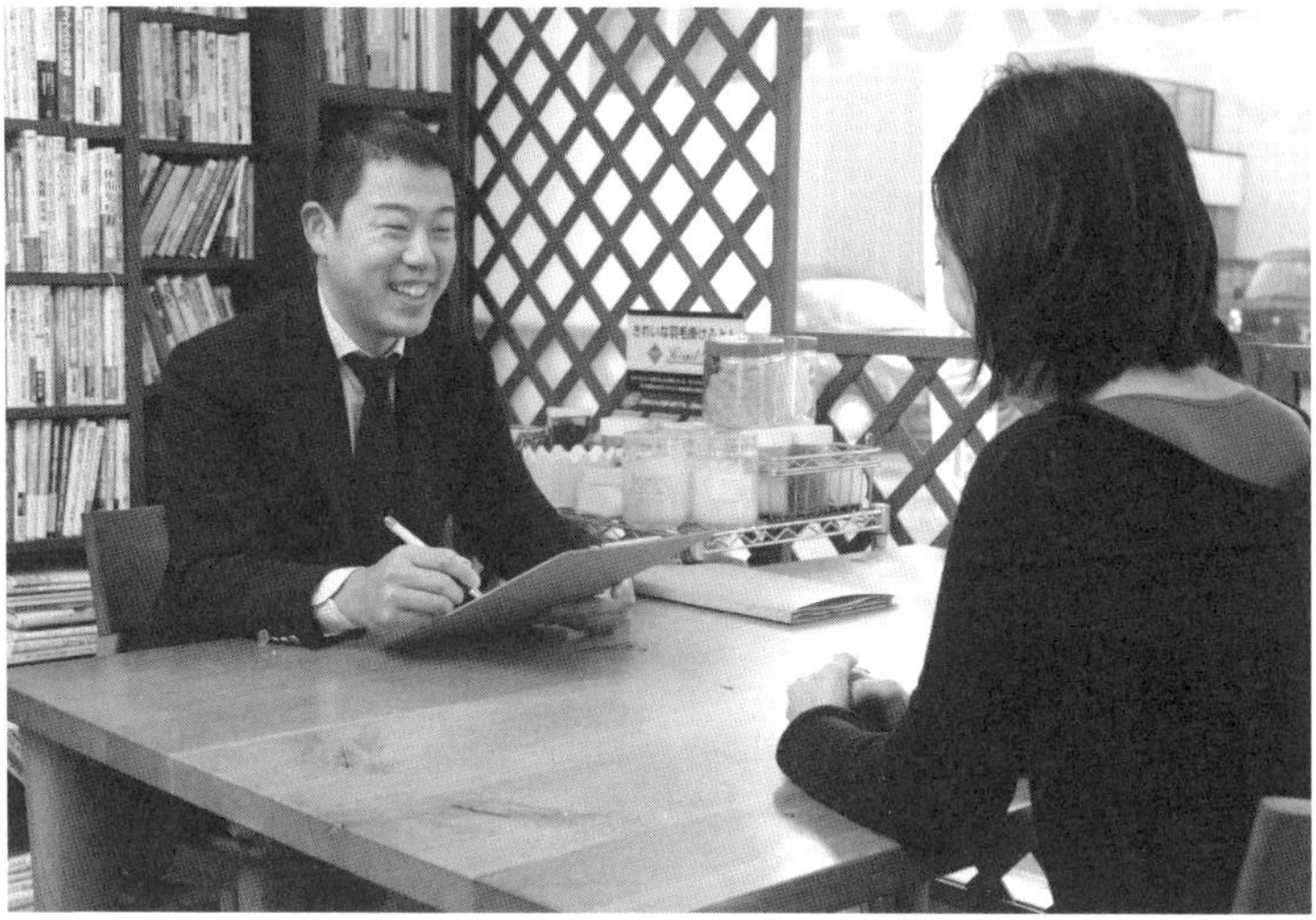

眠りのお悩みをお聞かせください。
私、大郷が解決します！

［屋号］ ねむり家

［法人名］ 有限会社　寝装の大郷

［住所］ 〒930-0051
富山県富山市室町通り2-1-20
TEL 076-421-3183
FAX 076-421-3182

［営業時間］ 10：00～19：00

［定休日］ 毎週日曜・祝日

［e-mail］ contact@nemuriya.net

［Website］ http://www.nemuriya.net/

［YouTube チャンネル］
布団職人が教える「眠りの学校」
（下のQRコードから
アクセスできます）

大郷 卓也（おおごう・たくや）

「ねむり家」5代目店主 健康睡眠アドバイザー

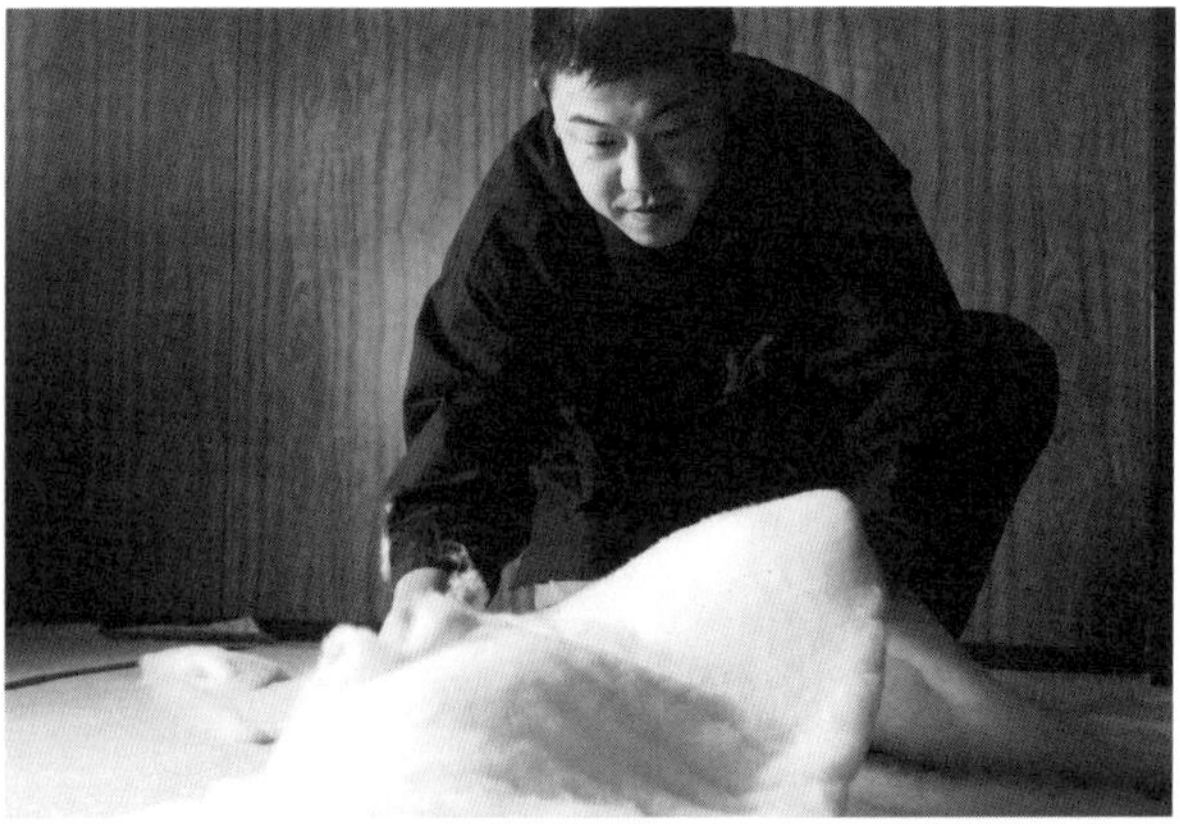

１９７３年富山県生まれ。

中学生の時、原因不明の特定疾患、突発性血小板減少性紫斑病（とっぱつせいけっしょうばんげんしょうせいしはんびょう）になり、長年にわたる闘病生活を経験。

睡眠の質を高め、「ぐっすり眠る」ことによって、病を完治させる。

東京布団技術学院で布団の国家資格を取得し、家業である明治から続く布団屋（ねむり家）を店長として継ぐ。そこで多くの人がしっかり眠れていないことを実感し、医師やカウンセラーなどと「ぐっすり眠る会」を設立。

大切な眠りについての講演会を、学校や行政、法人や各種団体などで開催し、心と体を真から癒す眠り方についての知識を広める活動をしている。

著書「１００年続く老舗寝具店の店主が教える 最高の眠り方」（総合法令・２０１３年）

Special Thanks to

企画協力　岩谷 洋昌（H&S株式会社）

編集協力　西田 貴史（manic）

本文イラスト　micano

だれでもできる簡単熟睡法

睡眠《すいみん》は1分《いっぷん》で深《ふか》くなる！

二〇二一年（令和三年）二月二十二日　初版第一刷発行

著　者　大郷 卓也
発行者　伊藤 滋
発行所　株式会社自由国民社
東京都豊島区高田三―一〇―一一　〒一七一―〇〇三三
電話〇三―六二三三―〇七八一（代表）
カバー画　さわたりしげお
造　本　JK
印刷所　大日本印刷株式会社
製本所　新風製本株式会社